長崎県立大学シリーズ **3**

大学と地域

University & Region
Faculty of Nursing and Nutrition

看護栄養学部編集委員会編

健やかな生のために［看護と栄養］

看護栄養学部

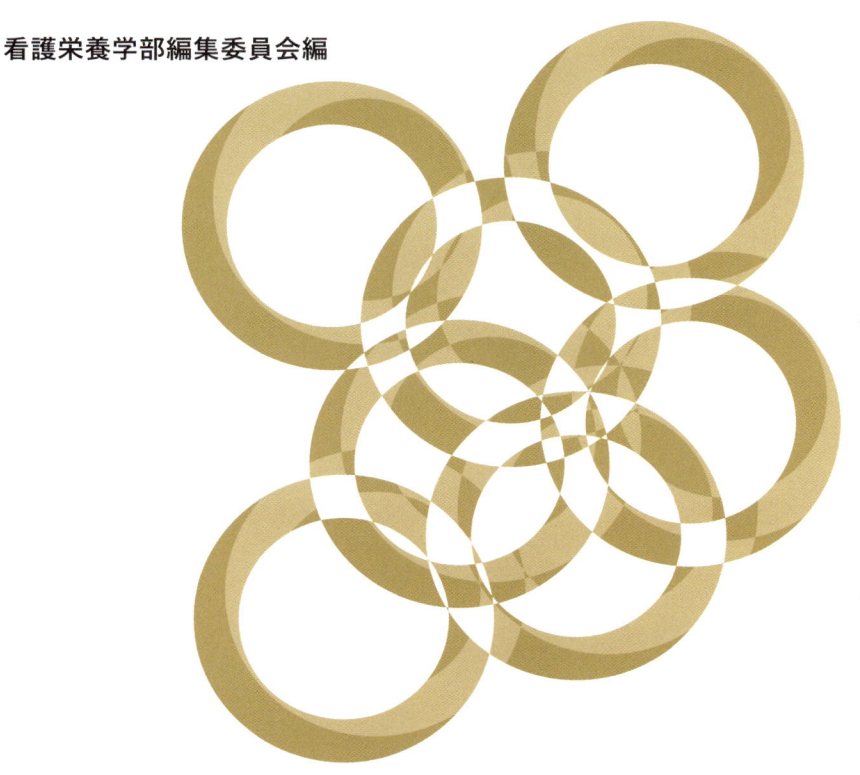

看護栄養学部 学部長　**大塚　一徳**

　長崎県立大学看護栄養学部は1999（平成11）年4月に長崎県立女子短期大学と長崎県立長崎保健看護学校の伝統を継承した県立長崎シーボルト大学開学と同時に設置され、2019（令和元）年度で21年目を迎える。その間、本邦における高等教育は少子化と国際化という大きな時代のうねりの影響を強く受けてきた。現在の長崎県立大学も、そのような大きな高等教育の変貌の中にあり、2016（平成28）年に学部学科の改組を行い、本学部以外のすべての学部学科が再編されることとなった。しかし、看護栄養学部は長崎県が設置した大学における学部としての位置づけは不変であり、開設以来看護栄養学部が、看護学科入学定員60名、栄養健康学科入学定員40名、学部入学定員100名で、看護師、保健師（2016（平成28）年より大学院修士課程へ移行）、管理栄養士、さらには養護教諭、栄養教諭の養成を行い、多くの専門職業人を輩出してきた。

　県立長崎シーボルト大学の法人化、旧長崎県立大学との合併による校名変更、さらには上述の学部学科再編と、この20年間看護栄養学部を取り巻く環境はめまぐるしく変化してきた。外に目を向けると募集停止となる大学も出現している昨今の大学教育を取り巻く環境の激変の中でも、開設以来の学部学科構成で一貫して継続的に専門職業人の養成を遂行できていることは特筆すべきことであろう。高齢化社会を迎える中で、看護と栄養という学問分野が地域的にも国際的にもニーズの高い分野であること、臨床や実践の場での看護師、管理栄養士の需要は増え続けていること、医療における多職種の連携の必要性が増加する中で看護と栄養とが融合した学部構成となっているといった看護栄養学部内外の要因を俯瞰すると、今後も看護栄養学部への期待と注目は大きいものがあると

予想される。

　さて、本学部設置時あるいは上述した学部学科再編時においても、「地域志向」は長崎県立大学の教育・研究の大きな柱となっている。本書は、看護栄養学部教員が「地域志向」に資する教育・研究についてこれまでの成果の一部を、長崎県立大学シリーズ・大学と地域『健やかな生のために［看護と栄養］』として編纂したものである。看護学科より13名、栄養健康学科より2名の教員が執筆を行った。第Ⅰ部として「多様な看護の対象と理解」というテーマのもと、地域の高齢者、介護者、子どもあるいは地域の在日外国人といった多様な看護の対象者についての研究を紹介している。第Ⅱ部として「看護の“知”と“技”を伝える」というテーマのもと、看護技術の学び、精神看護学、保育所での健康教育といった視点からの看護学の知見を紹介している。第Ⅲ部として「看護師に求められる役割と課題」というテーマのもと、高齢者の自立支援と精神看護の実践に関する研究を紹介している。第Ⅳ部として「地域食品の有用性と我が国を取り巻く健康問題」というテーマのもと、長崎県産農林水産物に関する産学官連携の取り組みと災害時の健康と栄養に関する研究成果を紹介している。

　本書の読者が、看護栄養学部教員の研究内容や「地域志向」の教育・研究の一端に少しでも触れていただき、興味と関心を持っていただければ幸いである。最後に、本書の編纂にご尽力いただいたすべての方に学部を代表してお礼を申し上げる。

目　　次

健やかな生のために［看護と栄養］

第 I 部
多様な看護の対象と理解

高齢者が地域で最後まで暮らした時代の崩壊
—長崎県のしまの埋葬法と地域における相互扶助の実態から—

看護学科　吉田　恵理子

　高齢化は、世界の問題となっており、その中でも日本の高齢化率は世界に類を見ないスピードで進展している。

　総人口に占める65歳以上の人口比が7％を超えると「高齢化社会」、14％を超えると、「高齢社会」と呼び、21％を超えると「超高齢化社会」と呼ばれる。日本は、2007（平成19）年に21％を超え、超高齢化社会である。

　日本の高齢化率は、2018（平成30）年9月15日時点で3,557万人、総人口比は28.1％（総務省統計局）、国民の約3人に1人が65歳以上の高齢者となる日も近く、『団塊の世代』と呼ばれる、1947年から1949年（昭和22年から24年）頃の第一次ベビーブームに生まれた約800万人が75歳以上となる2025年以降は、医療や介護の必要な人々がさらに増加すると言われる。

　こうした背景をふまえ、厚生労働省は、可能な限り住み慣れた地域で、自分らしい暮らしを人生の最期まで続けることができるよう、地域包括ケアシステムの構築を推進している。

　住み慣れた地域で最期を迎えることができた時代はあった。長崎県の離島を例に、高齢者が住み慣れた地域で最後まで暮らした時代の崩壊はなぜおこったかを考える。

1.長崎県の「しま」における高齢化の促進の理由

　離島の人口減少は、主要産業の衰退による生産年齢人口の減少、つまり生産年齢世代の減少による出生率の減少、高齢者人口増加に伴う死亡数増加に起因する自然増減率の減少率の増大によるものが大きい。

　A島の農業は、葉タバコ、畜産、米、かんしょ、馬鈴薯など時代時代の農業対策により変化したが、高齢化による荒廃農地増加、島外への輸送費用負担、地域特性として水の確保など、離島農業のハンディを抱えている。漁業は、漁協員の高齢化、後継者の不足が慢性的に続き、魚価の低迷も零細な経営を強いている（福江市教育委員会, 1995:513-515）。産業衰退の社会的人口減少の特徴は、島を離れる多くは、職を求め島外に移動する生産年齢世代の人々と、進学のため「しま」を離れる子供達であり、「しま」での生活は、女性独居高齢者世帯が多くなっている。

2.高齢者が最後まで、住み慣れた場所で介護を受け、葬送を受けて土葬された時期（1965年（昭和40）から1973年（昭和48）ごろ）

（1）「しま」に住む高齢者の終末期の迎え方と死後の埋葬

　A島の戦前の埋葬の実態は、伝染病者の場合を除き、土葬が主であった。戦後、埋葬の度に掘り起こすことの非衛生、環境衛生上の問題から火葬へと移行した。

　A島の旧A市の火葬場は、昭和31年に竣工されたが、同年度における火葬件数は44体で、同年の人口動態による死亡届件数304件に対し14.4％、昭和35年度23.1％、昭和40年度31.5％、昭和45年度53.4％と利用率は向上したが、従前の慣習、宗教的理由、火葬場に連れて行く面倒、費用負担の理由により半数は土葬が行われていた（福江市教育委員会, 1995:513-515）。

　A島a地区において、1965（昭和40）年から1973（昭和48）年に死亡、埋葬の高齢者は11名、死亡場所は、8名が在宅、1名が病院死亡であった。2名は事故や屋外での急死であった。在宅での死因は、ほとんどが老衰であった。

高齢者が健康に問題を抱えた時、その介護を担う生産年齢人口の世代、子世代との同居で介護者が居り、地域には施設がなかったこと、施設入所、つまり福祉の利用に対する社会的抵抗感（親は子供が面倒を見るものだという価値感）があったことが、島内での介護、最後までの自宅生活を可能とした。

　診療所に医師が常駐していた地域は、在宅介護、最後の看取りができ、高齢者は最後まで地域で過ごすことが可能であった。

　島内に火葬施設のない地域では、土葬による文化が残っていた時代は、地域に棺桶大工や、葬儀の旗をつくるなど葬儀に関連した道具を作ることができる人が居、埋葬の穴を掘る役割は、親類、青年団など住民たちが担っていた。

【事例1】A島a地区在住　男性　70歳代（長年、教会の教方（おしえかた）[1]を務めた）

「昭和40年ごろは病院もあまり整備されてなかったし、先生（診療所）のところで診断してもらって、先生が手に負えん人だけ大きい病院に送っていた。何か病気はあったと思いますが、昔は年の病気（今で言う老衰）みたいな感じで、悪くなったら病院を行ったり来たりしながら家で介う（介護する）人が多かったですね」

「病気をして、病院で診切られたら（見切りをつけられたら）だいたいどの家も家につれて帰ってきて、1週間ばかり介うた（介護した）。だいたいその時分になったら、寝せ介（ねせがい：寝たきりを介護すること）やったですから。どうもした（認知症）で徘徊して回る人もいたけれど、地域の中で生活していた。家族があやまって回っていた」

【事例2】A島a地区在住　女性　50歳代（自宅で祖母を看取った経験がある）

「そのころ自分はまだ小学生くらいだったけど、みんな農作業に行ってしまうから、ばあちゃんが1人でトイレもできるように、畳に炉を切って、そこにいざって（這って）いって排泄をしていたのを覚えている。寝たきりに近い状態だったんじゃないかな。どこも家で看る時代だったけど、みんな田んぼや畑をしよったら、女の人も忙しかったから、介護っていっても、つきっきりでという訳にはいかなかったですよね。でも、妹をおんぶしながら、何かあったら呼びに来るように母親たちから言わ

れていて、子どもながらに役割があった」

（2）住民の助け合い

　普段の生活の中でも、助け合いが行われていたが、「しま」の高齢者の殆どが、葬送時の住民の協力について語った。高齢者が最後まで、住み慣れた場所で介護を受け、葬送され、土葬された時期は、冠婚葬祭の中でも特に葬送の様々な儀式は、地域の協力で行われていた。一方、介護は、家族介護が中心であった。離島では、親戚が近隣に居住していることが多かったため、子供の世話や仕事への協力など、間接的な協力が得られた場合もあった。

【事例3】A島a地区在住　男性　70歳代

「昭和40年ごろはA地区も60戸120人くらいはおった。

　昔は、山の上に墓があったから、教会で葬式が終わるのが山の上から見えたら急いで墓を掘りよりました。墓もいのししとかにやられたらいかんから深く掘らなければならない。ちょっとやそっとじゃ掘れませんよ」
「とても急な山道だったから、墓石を背負いで（背負って）お棺を担いで（担って）運ぶのに1時間はかかった。ロザリオを3回繰るだけの長い時間かかったからその間に部落の人で協力して墓を掘った。

　葬式の後の通夜も3日間、身内も他人もみんな集まる。ここは部落がみんな宗教も同じですから団結もしやすいっていうか。カトリックの考えで、死んだら天国に凱旋するという考えだからすごいご馳走を家族で準備して、みんなでめでたい事として送っていた[2]」

　1965（昭和40）年から1973（昭和48）年は、高齢者が最後まで、住み慣れた場所で介護を受け、葬送され土葬された時期である。どの離島においても、生産年齢の人口の島外移動の時期である。それは日本型福祉ともいえる、老親の扶養や介護は子どもや家庭の責任においておこなうべきとの、家族中心の介護が行われ

続けた時期であった。

　A島a地区における事例をみると、医師が手に負えないことを「診切る」と表現しており、ターミナル期には、最後、どの家も家につれて帰ってきて、「介うた」と、介護をしていたことが明らかになった。その時期を、「寝せ介（ねせがい：寝たきりを介護すること）」と表現している。畳に炉を切り寝たきりの高齢者が、家族が不在の間も、自立して過ごせるよう、寝かせきりではなく、忙しいながらも、できる限りの目配り、気配りをして介護していた。

　岡本（岡本, 1996）は、日本が戦後の高度成長期を迎える以前の典型的な農村地帯における高齢者の生活について、農作業に出かける家族は、寝たきりになった高齢者の枕もとにおにぎりと水を置き、田んぼに出かけていたと記している。これに対し、鍋山（鍋山, 1998）は高齢者個人の利益より家族全体としての利益を増大させるための生産活動の方が優先されていたと解釈している。

　住民の多くが、農業や漁業を家族の協力で行っているなか、寝たきりの高齢者も家族の一員として、できる限り身の回りのことを自立して行えるようする。それは、高齢者自身も役割を果たし、最後まで文化生産者として生きることを意味していた。

3.「しま」で最後を迎える高齢者と、死亡以前に「しま」を離れる高齢者が混在する時期（1974（昭和49）年から1990（平成2）年）

（1）「しま」に住む高齢者の終末期の迎え方と死後の埋葬

　旧A市では、1980（昭和55）年代になり、火葬場使用率は、81.3％と上昇、1989（平成元）年には、90％を超えた。市外からの利用者も1975（昭和50）年度は57件、1980（昭和55）年度は106件と増加した（福江市教育委員会, 1995）。

　A島a地区は、教会中心のキリスト教地域であり、土葬の風習を残していた。A島a地区で、1974（昭和49）年から1990（平成2）年に死亡埋葬の高齢者は30名であった。死亡場所は、16名が在宅、5名は入院していたが、最後は在宅での死を迎えることができた。病院施設での死亡は、8名。この時期には、ほとんどの高齢

者が体調を崩すや、入院施設入所をし、そのまま最後を迎える高齢者が増加した。だが、最後の最後は、帰宅し、親戚家族の協力で自宅での最後を迎える高齢者もいた。

B島は、島民全員が島内の寺の檀家であり、仏壇に加えて神やお地蔵様も祀っている。火葬に対する宗教的な制限はなく、火葬場のない島であったため、以前は土葬を行っていたが、だんだんと近隣の島の火葬場で火葬を行い、葬儀社で葬儀を行ってから島内の墓に納骨する事例が増えていった。

B島で、平成2年に97歳で、平成5年に96歳で亡くなった高齢者は、いずれもB島から離れ、最後は病院でなくなったが、本人の生前からの「火葬はいや」という希望に沿い、死後チャーター船で島内に遺体を運び土葬が行われた事例もあった。

この時期は、産業の衰退と若者の島外流失と、その一方で、親を呼ぶことが幸福の象徴であるという考えから、都市部に移り住ませる者も多くいた。島内や近隣の離島でも入院が可能となり、比較的高度な医療をうけることが出来るようになった地域が増加した時期である。

(2) 住民の助け合い

葬送は、時代の流れにより葬儀社が取り仕切るようになった地域も増えていった。それに伴い、村人同士の助け合いのありかたもだんだんと崩壊していった。

【事例4】A島a地区在住　男性　70歳代

「地区の集まりは、宗教行事の一環として行われるものが多いですね。毎週、教会が終わったら公民館に集まって、教方が中心になって公共より[3]（勉強会）をする」
「『もやい』[4]という集まりもあって、田植えや芋ほり、餅つき、かんころ切りなどを助け合ってしていた。一軒終わったら次の家というふうに家を回っていた。みんなが身体を酷使して働いた時代だったから、協力しないと成り立たなかった。協力しないと生きられなかった時代だったから、みんなで協力して色々なことを乗り越え

ていった」

【事例5】B島在住　女性　90歳代

「だんだんとお百姓が減っていって、牛を飼う人も減っていって、若い人がいなくなってきたら「講」も人数が少なくなって集まらなくなっていった。葬式も、『しま』の外の病院で亡くなったら火葬して帰ってくるから、葬儀屋さんでしてきて『しま』ではしなくなった。若い人たちは面倒くさいというのもあるんでしょうし、年寄りばっかりになったら、みんな大変になってくる。さびしいことですね」

　この時代は、「しま」で最後を迎える高齢者と、死亡以前に「しま」を離れる高齢者が混在する時期である。

　この時期は、人口減少とともに、「しま」での葬送儀礼の担い手である生産年齢人口が減少することで、墓穴を掘る、死者を墓に運ぶといった力仕事を担う者がいなくなり土葬にも困難が生じた。また、1973（昭和48）年は老人医療費の無料化が行なわれ、1982（昭和57）年には老人保健法の制定、1989（平成元）年ゴールドプラン策定と高齢者を取り巻く環境も変化し、入院、入所する高齢者も増加し、病院や施設で死を迎える高齢者も増加していった。このような時代の流れとともに土葬から火葬へと移行していった時期でもあった。

　1988（昭和63）年の厚生省の調査によると、日本の火葬率は96.2％であった。今回対象とした、離島も、時代の移り変わりに沿って土葬から火葬へと埋葬法が移り変わった。土葬の割合は、いずれの離島でも減少しており、近藤ら（近藤, 2008:97）が行った与論島における調査でも、1995（平成5）年までは火葬率は0％であったが、火葬が年々増加し、2003（平成15）年を境に火葬が土葬を上回っていた。

　このように、時代の移り変わりに沿って土葬から火葬へと埋葬法が移り変わり、それとともに住民同士の助け合いにも変化が生まれた。

　岡村（岡村, 1983:6）は、同じ地域に生活する者、同じ職業に従事する者、共通の宗教をもつ者の間には、自然に仲間意識、同類意識が成立し、特別な理屈を必

要とせずに助け合うと述べている。宗教的な葬送儀礼や、生活の中で助け合って行う作業は、無意識のうちに、住民による相互扶助支援関係を強める役割を果たしていたと考えられる。

　人口の減少と高齢化により、火葬が増加し、葬送儀礼も葬儀社が取り仕切るようになったことで、住民同士が同じ目的を持って、課題に取り組んだり、助け合ったりする場が減少し、葬送だけでなく、普段の生活における助け合いも減少していった。

　病院や施設への入所者の増加は、1968（昭和43）年に長崎県離島医療圏組合の設立、A島内に病院が整備されたこと、老人保健法の施行に伴い、島内にも老人福祉施設が増加したことに加え、介護者不足も原因のひとつであったといえる。

　離島は、高齢化がますます進行し、高齢者は、家族のいない「しま」で病気をしたり炊事など身の回りのことができにくくなったり、死亡すると、地域に迷惑をかけてしまうという高齢者自身の思いや、家族や医療者、民生委員などの勧めもあり、動けるうちに住み慣れた地域を離れるという決断をせざるを得ない状況になっていた。

　つまり、島内には介護者がいない、介護や遺体の搬送、葬儀などで迷惑をかけたくない、ほとんどが高齢者だから迷惑をかけられないとの理由で、家族がいて、介護のシステムや葬送のシステムも整っている（火葬施設がある）場所に早期に移動することを決断しなければならない状況が生じていたと考えられる。この結果は、現在の高齢者福祉が目指そうとしている「住み慣れた地域で最後まで」との理念とは逆の方向を示していたといえる。

　また、「しま」で生活を続けるためにはそこの場に適応しながら生活していく必要があり、高齢化が進み、限界集落と言われる社会状況に近づいても、そこに住む人々は、「しま」という環境の中で獲得してきた生きるための知恵を活用し、様々な工夫や生きるための折り合いをつけながら生活を続けていると言える。

離島の高齢者が「不安」と感じる内容は、小窪ら（小窪, 2005:106）の調査によって、健康や病気のこと、介護が必要な状態になること、独りきりの暮らしになることが上位を占めていた。また、離島の高齢者にとって健康問題は、「しま」で住み続けるためのキーワードでもあり、普遍的に関心を引く事柄であったと考えられる。

　墓地や火葬施設の問題は、離島に特有の問題ではなく、高齢者の増加による死亡者数の増加により、火葬場の数が不足するという社会的問題も含んでいる。土葬率は、いずれの離島でも減少しており、古謝ら（古謝, 2003:35-46）沖縄県離島で行った調査においても1991（平成3）年から1992（平成4）年にかけて、葬法が埋葬（土葬）から火葬へと変化している。

　このように、高齢者が住み慣れた地域で最後までくらした時代の崩壊は、地域の産業の衰退による生産年齢人口の減少もさることながら、土葬から火葬へといった埋葬法の変化と地域における相互扶助の衰退が要因の一つであったことが言える。昨今、地域づくり、地域包括ケアが叫ばれているが、真の意味での地域の再生は、便利になることと相反する、「しま」という環境の中で獲得してきた生きるための知恵、文化の再構築からなしうるものではないだろうか。

注
1　キリスト教の信徒の共同体仲間は組織を作り迫害を乗り越えた。その役割には、帳方、水方、教方、聞き役があったが、現在の教方の役割は、信徒の勉強会の開催、相談役、死亡時、枕辺に立ち合うなどの役割をもつ。
2　死体はすべて土葬で棺は寝棺である。葬儀の時間が来ると、信者たちは死者の家に集まり、女は純白のベールを被り、しばらく祈りを唱え、十字架を先頭に棺、遺族、男、女の順で、ロザリオを唱えながら教会へ進み、神父の司式で葬儀は進められる。葬儀の後、十字架を先頭に侍者、神父、棺、遺族、男、女の順でロザリオを唱えながら墓地へ向かう。
3　勉強会のこと。子育て、夫婦のことなどテーマは教え方が選び勉強会を行う。A島a地区では、週に1回日曜日のミサの後、公民館に集まって行っている。
4　共同、協同、共有などを意味する。労力における協同のみならず利益の協同分配をも含んでいる。ユイと異なり、労働の上での貸し借りの関係が生ぜず、心安い者同士の間に隋時結ばれる点に特徴がある。A島a地区では、作業の協同が取れた農作物を分け合うことはあったが、金銭の分配は

行われていなかった。『日本民族事典』(1998)p.741.

引用文献・参考文献
岡村重夫(1983)『社会福祉原論』, pp.6.
岡本祐三(1996)『高齢者医療と福祉』.
小窪輝吉ら(2005)「離島の離島における高齢者の生活と福祉ニーズ」, pp.106.
古謝安子ら(2003)「火葬場のない沖縄県離島における葬法に対する住民の関心」, pp.35-46.
近藤功行・小松和彦編(2008)『死の技法』, pp.97.
鍋山祥子(1998)『家族介護神話』, pp.134-148.
福江市教育委員会(1995)『福江市史(下巻)』, pp.513-515.

介護者への健康支援

看護学科　木村　チヅル

　介護者とは、高齢者や病人の食事・排泄・入浴等の動作や家事・金銭管理など日常生活を助けている人をいう。看護の対象は、療養者本人だけでなく家族をも対象としており、自宅で療養するとき介護者への支援も行うことになる。

　介護を必要とする高齢者の現状や、介護者の現状と介護による健康への影響について説明したのち、介護者への健康支援について述べていく。

1. 介護を必要とする高齢者は増え続けている

　我が国の総人口に占める65歳以上の高齢者の割合（高齢化率）が14％を超えたのは、1995年である。その翌年から高齢社会対策基本法に基づき、高齢化や高齢社会対策の現状について「高齢社会白書」として報告されるようになった。「平成30年版高齢社会白書」のデータを用いながら、高齢者や介護を必要とする高齢者について現状を説明していく（内閣府, 2018）。

（1）今後総人口は減少していくが、今後も高齢者数は増加していく

　2017年10月1日現在、我が国の総人口は1億2,671万人となり、65歳以上の高齢者人口は3,515万人で総人口の27.7％を占めている。高齢化率は1995年の14％から約20年間で約2倍となった。今後、総人口は減少していくが、65歳以上の高齢者、それも75歳以上の高齢者人口は増加していくと推計されている。

（2）高齢者が皆、介護を必要とするわけではない

　介護を必要とせず寝たきりでもなく生活できる期間を健康寿命という。2016年の平均寿命は男性80.98歳、女性87.14歳であるのに対し、健康寿命は男性72.14歳、女性74.79歳となっている。つまり、介護の必要性が高まるのは70歳代半ばからであり、介護を必要とする期間は男性約8年間、女性は約12年間と考えられる。今後75歳以上の高齢者人口が増加していくことは、介護を必要とする高齢者が増大していくことを意味している。

　実際、介護を社会全体で支えるしくみである介護保険制度によって、生活支援や介護支援を必要と認定する要介護認定の状況をみると、65歳〜74歳では要支援者24万6,000人（65〜74歳人口の1.4％）、要介護者51万人（65〜74歳人口の2.9％）である。しかし、75歳以上となると要支援者147万人（75歳以上の人口の9.0％）、要介護者384万2,000人（75歳以上の人口の23.5％）と介護を必要とする高齢者の割合は約35％と高くなっている。もちろん、入院して日常生活の支援を受けている高齢者や介護支援を必要としても介護保険制度を利用していない高齢者もいるだろう。

　だが、年齢が高くなるにしたがって介護の必要性は高まっていくことは、明らかである。そして、介護を必要とせず生活している高齢者も多いのである。

（3）一人世帯や高齢者世帯の高齢者が増えている

　介護を必要とする高齢者の介護支援をする時、留意するのは高齢者の世帯状況である。高齢者を介護できる家族が同居または近隣に居住しているかどうかは、自宅での生活が可能か、また介護保険制度の利用サービス量に影響を及ぼすことになる。

　2016年、65歳以上の高齢者がいる世帯の割合は全世帯の48.4％となっている。その高齢者のいる世帯のうち、高齢者の独居世帯は27.1％、夫婦のみの世帯は31.1％、つまり高齢者の58.2％は独居または高齢者世帯なのである。介護を必要とする状態となれば高齢者本人と家族、また支援者は、世帯状況に配慮して必要な介護を誰がどこで行うのか検討して決定していくことになる。

（4）高齢者の介護に対する思いはどうなのか。

　そもそも、高齢者は介護に対してどのように考えているのだろうか。「ピンピンコロリ」という言葉が流行した時期があったが、できることなら健康で元気に長生きし、介護を受けることなく最期を迎えたいのが多くの人の願いであろう。実際、高齢者は「家族に迷惑をかけたくない」「子どもの負担になりたくない」と思っている。しかし、介護が必要になった場合に介護を依頼したい人は、男性の場合「配偶者」56.9％、「ヘルパーなど介護サービスの人」22.2％で、女性の場合は「ヘルパーなど介護サービスの人」39.5％、「子」31.7％、「配偶者」19.3％の順となる。また、介護を受けたい場所は、「家族に依存せずに生活ができるような介護サービスがあれば自宅で介護を受けたい」37.4％で最も多く、「自宅で家族中心に介護を受けたい」18.6％、「自宅で家族の介護と外部の介護サービスを組み合わせて介護を受けたい」17.5％の順となる。

　高齢者は家族に迷惑をかけたくない、負担になりたくないと思いながらも、介護が必要となった場合は自宅で家族の介護を受けることを望んでおり、同居する高齢の配偶者や子・孫だけでなく、別居する家族さえも介護者となる可能性は高いのである。

2. 介護者への健康支援は、なぜ必要なのか

（1）誰が介護しているのか

　では、実際誰が介護しているのであろうか。「平成30年度版高齢社会白書」によると、主な介護者の続柄は「同居の配偶者」25.2％、「同居の子」21.8％、「同居の子の配偶者」9.7％と同居者が58.7％を占めている。そして、「別居の家族」12.2％を含めると70.9％は家族・親族で介護が行われている。そして、同居者では70歳以上の配偶者が約40％、59歳以下が約30％を占めている。つまり、高齢者が高齢者を介護する老老介護、別居家族による介護、働く世代による介護が行われているのである。高齢の配偶者の場合、加齢に伴って身体的精神的な低下がみられることも多い。別居する家族では、要介護者宅への移動に伴う身体的経

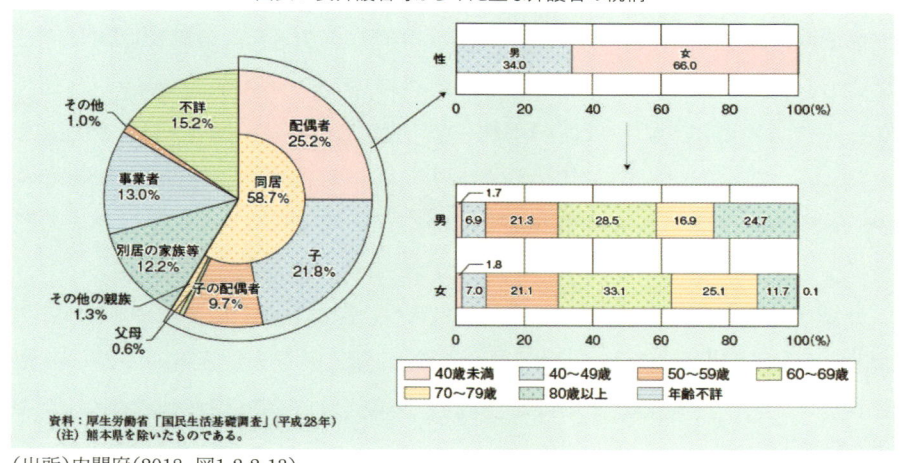

図表1 要介護者等からみた主な介護者の続柄[2]

資料：厚生労働省「国民生活基礎調査」（平成28年）
（注）熊本県を除いたものである。

（出所）内閣府（2018, 図1-2-2-13）

済的な負担も生じるだろう。働く世代が介護する場合は、夜間の介護による睡眠
不足や身体的な疲労また仕事との両立という問題が大きくのしかかってくること
になる。当然、介護者の健康へ影響があると推測することができる。

（2）介護者の健康への影響

図表2 同居している主な介護者の性別にみた悩みや
　　　ストレスの主な原因の割合[4]

	男性	女性
家族の病気や介護	73.6	76.8
自分の病気や介護	33	27.1
収入・家計・借金等	23.9	18.7
家族との人間関係	12.1	22.4
自由にできる時間がない	14.9	20.6
自分の仕事	19.6	13
家事	8.1	7.7
住まいや生活環境	6.3	7.1
家族以外との人間関係	6	6.6
生きがいに関すること	6.8	5.9

資料：2016年国民生活基礎調査（複数回答　単位：%）
（出所）厚生労働省（2018：36）

　2016年の「国民生活基礎調
査」によると、同居している主な
介護者の悩みやストレスにつ
いて明らかとなっている。「悩み
やストレスがある」と回答したの
は、約7割である。その主な原因
としては、男女とも「家族の病
気や介護」は70%を超え、次い
で「自分の病気や介護」が約
30%であり、介護が大きな悩み
やストレスとなっていることは明

らかである(厚生労働省, 2018)。

　また、一般社団法人日本ケアラ―連盟が介護による健康への影響を2015年に調査し、次のことが明らかとなっている。健康維持のための時間(休息など)を持てない介護者が約2割おり、身体の不調は約半数、こころの不調は約1割が抱えていた。ストレスを感じている介護者は約4割で、深夜の睡眠中断を訴えているのは2～3割であった。また、介護負担感が大きくなると考えられている社会参加の機会減少の訴えは約半数にみられている(日本ケアラ―連盟, 2016)。

　介護者は介護によるストレスや悩みを抱え、なかには身体的不調やこころの不調という健康問題をきたしてしまうのである。介護を必要とする高齢者が住み慣れた自宅で生活を続けるためには、介護を必要とする高齢者だけではなく介護者への健康支援もかかせないと言える。

3. 介護者への健康支援

　では、介護者への健康支援のためにできることについて、述べていきたい。介護することによって生じるストレスや悩み、身体的な不調やこころの不調、休息が取れないことや睡眠の中断等は、介護することによる負担つまりマイナス面である。そのため、そのマイナス面を減らすことと、プラス面を体験できるようにすることが健康支援となる。介護者を支える専門職だけでなく、介護者が暮らす地域の方々にもできることもある。

(1) 介護者の介護負担に気づき、相談に対応する

　介護が必要な高齢者でも、認知症による徘徊や昼夜逆転などの行動障害があると精神的ストレスが増大し、介護保険で認定された要介護度が高くなると身体的な介助が増えるため身体的疲労が増強すると言われている。介護はいつまで続くのか見通しがつかないことも多く、身体的疲労や精神的なストレスから、虐待を引き起こしてしまうこともある。

　介護負担を軽減するには、まずは介護者の介護負担に気づくことが大切である。介護負担を増す症状や介護内容はないか、介護負担を思わせる会話はみら

れないか、高齢者と介護者の表情や体調はどうか、介護を受ける高齢者と介護者の関係は良好か等を把握し、介護で困っていることや悩んでいること、不安なこと等がないかと声をかけ、語られれば傾聴する。また、介護を受けている高齢者や介護者から相談を受ければ、対応方法を助言し対策を一緒に考えていく。介護者は抱えていることを話すだけで心が軽くなることがあり、対応方法を知ることができれば介護の負担を低減することができる。

（2）介護サービスの利用を勧める

　介護保険サービスを利用し、介護を専門職に委ねることで介護負担を軽減することもできる。通所サービスや宿泊サービス（ショートステイ）、また訪問サービスを利用すると、サービス利用時間は介護から解放されて休養や睡眠時間を確保することができ、趣味活動など社会参加によって気分転換する時間を持てる。また、サービスを提供する介護の専門職から介護に関する知識や介護技術を得られれば、介護が容易となり介護負担を軽減することにつながることもある。

（3）介護者の集まりへの参加を促す

　介護者の集まりへの参加を促すのも介護負担の軽減に効果的である。介護者の中には、実際に家族への介護経験のない専門職に介護者の気持ちは理解できないと考える人や、同じ介護者の経験談を聞いてみたいと考える人もいる。同じような体験をしており、気持ちが理解できる、理解してもらえたと思えることが重要なのである。参加によって気持ちを理解し合える仲間ができ、参加者から介護の知識や技術を得て介護負担を軽減することができる。なかには、集まりで自らの経験を語り他者の役に立つことで喜びを感じる介護者もいる。

（4）介護者をねぎらう

　介護負担の有無にかかわらず、介護者をねぎらうことも健康支援となる。他者から行っていることを認めてもらえるのは嬉しいものである。また、介護を続けるなかで介護方法を工夫し介護技術が向上する介護者もおり、それを称賛することも良い。ねぎらうことや称賛することは介護の負担を軽減するだけでなく、介護者によっては介護へのやりがいや介護を続ける力となっていく。

（5）介護することのプラス面

　相談や介護サービスの利用、介護者への集まりへの参加によって介護の知識や介護技術を修得できることや、介護者を理解する仲間や支援者を得ることは、介護することでもたらされるプラス面である。「介護の経験を話すことで他の人の役に立つのが嬉しい」と感じる人や介護にやりがいを感じる介護者は生き生きとしており、健康だと考えられる。「介護するため健康に気をつけるようになった」と健康管理能力を向上させる介護者もいる。このような介護することのプラス面を、介護者が体験できるような働きかけをする必要がある。

引用文献

一般社団法人日本ケアラー連名（2016）「ケアラーを支援する地域をつくる」『2015年度調査研究報告書』　一般社団法人日本ケアラー連盟,pp.45-46.

厚生労働省制作統括官（2018）「平成30年グラフでみる世帯の状況―国民生活基礎調査（平成28年）の結果から」,p36.

内閣府（2018）「平成30年版高齢社会白書（全体版）http://www8.cao.go.jp/kourei/whitepaper/w2018/html/zenbun/,2018年9月30日最終アクセス.

参考文献

奥野茂代・大西和子（2018）『老年看護学』ヌーヴェルヒロカワ, pp.114-118.

北川公子（2018）『老年看護学』医学書院, pp.375-382.

認知的加齢とワーキングメモリ

看護学科　大塚　一徳

　本邦は，世界の中でも非常に速い速度で高齢化社会を迎え、現在では65歳以上の高齢者人口割合が30％にせまろうとする高齢社会に移行しつつある。長崎県において全国に先んじて進む高齢化は、長崎県総合計画チャレンジ2020において本件の課題として一番目に挙げられている。このような社会の高齢化という大きな課題を背景に、高齢者研究は産業界や行政のみならず多方面からその必要性が指摘されている。本章では、高齢者研究における認知心理学的アプローチの一つとして認知的加齢(cognitive aging)と我々の認知の中枢であるワーキングメモリ(Working Memory)の機能について検討する。認知的加齢とは、高齢者における加齢に伴う認知機能や認知特性をめぐる種々の生涯発達的な問題や変化全般を意味している。ワーキングメモリとは、人間の目標志向的な行動に必須の情報の一時的な保持と処理を司る記憶システムである。我々の認知機能においてワーキングメモリの機能は認知的加齢によってもっとも影響を受ける認知機能の一つである(Otsuka & Miyatani, 2017)。本章では、ワーキングメモリの概念と機能、ワーキングメモリのアセスメント及びワーキングメモリのアセスメントと認知症の普及啓発との関連、といった事項をとりあげ紹介する。

1.ワーキングメモリの概念と機能

　我々の記憶にはいくつかの分類がある。例えば、数分という短い時間のみ記銘

しておく短期記憶、記憶痕跡に残りいつでも再生できることが可能な長期記憶といった時間軸を基準とした分類、出来事や事象に関するエピソード記憶、方法についての記憶である手続き的記憶、将来の予定に関する記憶である未来記憶（展望的記憶ともいわれる）といった記銘事項の内容をもとにした分類等がある。ワーキングメモリは図表1に示されるようにこれらの中心に位置し、記憶内容を認知活動や行為と結びつける記憶システムを指している。具体的には、認知的課題や行為の遂行のために必要な情報の一時的な保持機能とその情報を利用した情報の処理機能を示す心理的構成概念であり、認知課題の遂行に必須の情報の保持と処理の同時並行的な遂行機能をワーキングメモリという（大塚, 2000）。

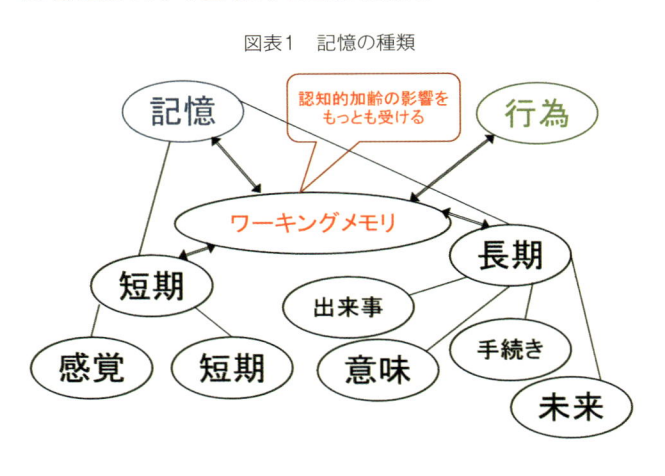

図表1　記憶の種類

記憶は私たちの日々の生活における情報処理と深く結びついている。日常会話においても、相手が「これは…」といった話をする場合、聞き手はその「これは」がいったい何を指すのかについて理解しその情報を保持しておく必要がある。買い物に行くときには、「買うもの」についての情報を保持していなければ、お店では目的のものを買うことができなくなる。このように、私たちの日常生活では目的を遂行するために、情報を一時的に保持することはもっとも重要な記憶の機能である。

　加齢によって、日常のもの忘れを、誰しもしばしば経験する。例えば「電話をしたのだが、肝心の要件を言い忘れる」、「掃除機をとりに階段を上ったが、何のために2階に来たのか忘れてしまう」といった事象である。前者の事象では、「電話で要件を伝える」ことが目標志向的な行動であり、「要件」が必須情報であり電

話で伝え終えるまでに一時的に保持していなければならない。後者の事象では、「掃除機を1階に持ってくる」ことが目標志向的な行動であり、「掃除機を手にとる」ことが一時的に保持しておかなければならない情報である。しかし、いずれの事象も、例えば「久しぶりに電話した相手と近況の話に夢中になって」、「階段の途中でポケットのスマホが鳴って」といった何らかの原因で、必須の一時的な情報を保持しておくことができず、「電話で用件を伝える」、「2階で掃除機をとる」という目標志向的な行動ができなかった例である。多くのこのような行為エラー事象の場合、その人のワーキングメモリが他のことに注意を向けたために、必須の一時的な情報の保持が妨害を受け、「電話をかける」ことや「2階に上がる」ことは遂行できたが、その先にある目標志向的な行動は遂行できなかったと考えられる。一般に、我々の行動はすべて、このような一時的に必須の情報の保持に支えられていることから、ワーキングメモリは、認知の中枢を示す機能と言われる(大塚,2000)。現在では、ワーキングメモリは、一時的な情報の保持のみを示す短期記憶の機能を包含するものと考えられている。

　ワーキングメモリはこのような特徴的な機能を果たすために、認知的資源が必要であり、その認知的資源に容量の制約があることが想定されている(大塚,2003)。日常生活において、一度に記憶できることや同時に遂行できる認知的課題には限界があり、これらはすべて我々のワーキングメモリを支える認知的資源には限界あるためである。ワーキングメモリの認知的資源には個人差があり、このワーキングメモリの認知資源の限界すなわちワーキングメモリ容量の個人差は、知能や学力と正の相関を示す(大塚, 2014)。ワーキングメモリ容量は認知的課題の遂行時における遂行結果だけでなく、課題遂行に要した時間すなわち処理速度にも影響を及ぼし、ワーキングメモリ容量が大きいほど、認知課題の処理速度も速いこともあきらかになっている(Otsuka & Miyatani, 2017)。

　ワーキングメモリは図表2に示す複数成分からなるシステムであるというモデルが提案されている。図表2に示されている通り音韻的な成分、視空間的な成分これらの下位システムの制御的な役割を担う成分として中央実行系(central executive)の3つの成分さらにはこれらの領域固有なシステムの情報や長期記憶の情報を束ねる役割を有するエピソード・バッファ(episodic buffer)があり、情報の制御はエピソード・バッファを通して行われることが想定され，触覚や味覚等も含めた多様な情報の入力をエピソード・バッファが担う仮説的なモデルが呈示されている(Baddeley et al, 2011)。このように、ワーキングメモリには容量の制約があり認知課題の処理速度にも影響を及ぼすこと、個人差があること、認知領域に依存した機能と一般的な機能を有するといったことが特徴として挙げられる。

図表2 ワーキングメモリの複数成分モデル

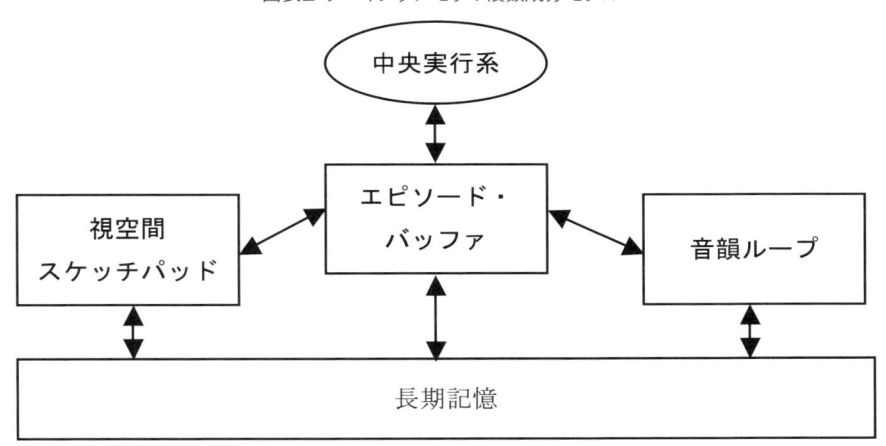

（Baddeley et al.(2011)より一部改変）
音韻ループ、視空間スケッチパッド、エピソード・バッファという3成分が想定されており、各成分は長期記憶とやりとりを行う。中央実行系はエピソード・バッファを介して、3成分を制御することが想定されている。

　先述したエピソード記憶や手続き的記憶が加齢に伴ってそれほど減衰しないのに対して、ワーキングメモリの機能は20歳代を頂点に加齢にともなって減衰していく。一方、認知的加齢によってワーキングメモリの保持機能や処理機能、あるいは構成要素がどのように減衰していくのかについては、現在のところと十分にあきらかになっていない。例えば、ワーキングメモリの機能の一つである認知課題の遂行に必要な一時的な記憶の容量が加齢にともなって少なくなるのか、記憶容量は変化しないが情報の処理速度が認知的加齢に伴って遅くなり、その結

果認知課題の遂行結果が悪くなるのかといった点については現在も論争中である。

2.ワーキングメモリのアセスメント

ワーキングメモリをアセスメントするためには、無作為に抽出された数字系列や無意味単語系列といった記銘項目の記銘と再生を課題として取り組ませ、再生できた記銘項目の最大数を記憶スパン（範囲; span）として記録する、という方法をとることが最も一般的である（大塚, 2014）。

例えば、高齢者に対して数字系列再生課題を実施する場合、検査者は"7, 1, 5"といった無作為に生成された数字系列を2秒に1数字のペース程度で提示し、検査者が読みあげた後、高齢者は順番通りに検査者が読みあげた数字を再生しなければならない。再生結果が正答であった場合、数字の桁数を増やしていき最終的に正答できた桁数がその高齢者の数字スパンとして記録される。記銘項目が単語や視空間的な課題でも、上述のように検査者が示す記銘項目を順番通りに再生しなければならない。記銘項目が単語の場合は、最大再生数を単語スパンと呼ぶ。このように、記銘項目の領域に応じて高齢者の記憶範囲を測定しアセスメントに利用していく方法が一般的である。

現在従事している認知課題の処理に一時的に必要となる情報の保持機能であるワーキングメモリの特徴をアセスメントするために、情報の保持課題と認知課題の処理が同時並行的に負荷となる測定課題が考案され、一般にワーキングメモリスパン課題と呼ばれている。

図表3は、コンピュータ上で実施するオペレーションスパン課題（Otsuka &Miyatani, 2017）の画面遷移を例示したものである。実験参加者である高齢者は計算課題画面に表示される問題の計算を行い画面をタッチペンによってタップし、次の解答画面で提示される解答の正誤を判断しボタンをタップする。次に、記銘刺激（この場合は「ほ」）が提示される。この記銘刺激は、計算課題の数だけ提示される。図表3では、計算課題→解答→記銘課題が4回連続して提示される4計算

条件の一部が例示されている。4題の計算問題が提示された後、記銘課題の再認が求められる画面となる（図表3の再認画面）。再認画面では、記銘刺激の系列再認が求められる。その後、フィードバック画面では、処理課題（この場合計算課題）の成績と記銘課題の成績が提示される。高齢者は、記銘課題も処理課題も両方とも実施することが求められる。そこで、記銘課題のみを行わないために、処理課題に関しては85%以上の正解率を維持するように教示される。処理課題の正解率は、常にフィードバック画面（図表3）上に呈示されるようになっている。また計算問題の提示時間は、あらかじめ計測された実験参加者ごとの計算時間をもとに制限されている。

図表3 Otsuka & Miyatani（2017）の研究で利用されたオペレーションスパン課題の例

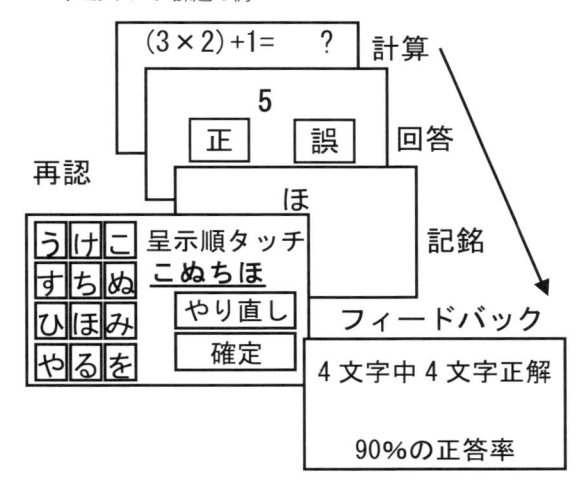

このオペレーションスパン課題では、記銘刺激を3個から7個すなわち3計算問題から7計算問題の条件が用意され、1つの計算問題条件で3試行が行われる。したがって、3計算問題条件から7計算問題条件まで各計算問題条件で順に、9、12、15、18、21試行で計75試行の計算問題と75個の記銘刺激が提示される。現在では, 記銘刺激課題の正答数の合計をワーキングメモリスパンとして用いることが多くなっている。例えば、図表3のオペレーションスパン課題では、提示される75個の記銘刺激の中で、正答できた記銘刺激数をオペレーションスパンとして利用する。もし、75個の記銘刺激中、55個を正答した場合55がワーキングメモリスパンとなる。

3.ワーキングメモリのアセスメントと認知症普及・啓発

　上述してきたようにワーキングメモリは、認知的加齢によって最も大きな影響を受け、その機能が低下する。その結果、スイッチ等の消し忘れや電化製品の誤操作といった様々な認知的エラーを経験することも多くなる。加齢に伴うこのような認知的エラーの経験の増加は、我々自身の認知機能へのリフレクションを増やすことにつながり、認知機能の低下を補うさまざまな補償的方略を活用することで認知機能の減衰に対応しようとする。例えば、予定を忘れないためにノートを活用する、記銘しておかなければならないことをメモ用紙に書き留めるといった記憶補助の利用である（大塚・宮谷, 2008）。図表4は大塚・宮谷（2016）の研究に参加した高齢者が日常的に利用している記憶補助の種類と利用者数を示したものである。図表4に示される以外にも日めくりカレンダー、お財布にメモをいれる、数珠を使うといったさまざまな記憶補助が報告された。

図表4 大塚・宮谷（2016）の研究対象高齢者の記憶補助の種類と利用者数

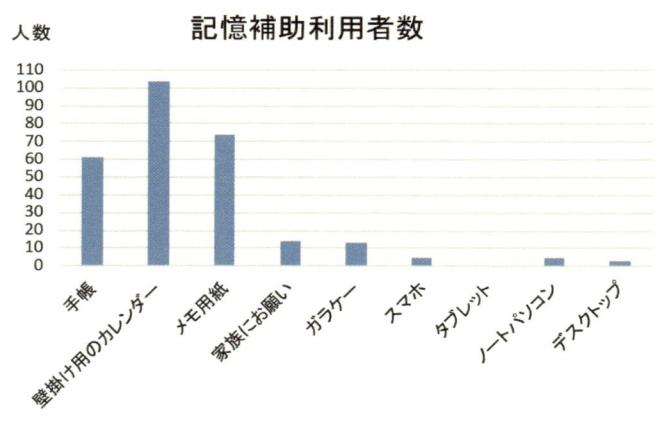

　自らの認知機能を適切に監査し、適応的に自身の認知状態に応じた認知方略を実行することは、メタ認知と呼ばれる認知に対するモニター機能に支えられている。メタ認知は、我々の認知機能や認知資源を監査し、適応的に方略を取捨選択し実行するという認知の実行機能も支えている（大塚, 2018）。認知症の多くの

症状は、このようなメタ認知を媒介した我々の実行機能の不全によって引き起こされる。

　厚生労働省は、2015年1月に「認知症施策推進総合戦略〜認知症高齢者等にやさしい地域づくりに向けて〜(新オレンジプラン)」を発表し認知症対策を加速させることを国家戦略として位置づけた。認知症施策推進総合戦略においては、7つの重要な施策が展開されている。その中で、一番目の柱として挙げられている施策として「認知症への理解を深めるための普及・啓発の推進」があり、「認知症への社会の理解」を促進させることが指摘されている。認知症対策においては、病態や具体的な症状に対する高齢者自身や地域住民の理解が不可欠である。特に高齢者自身が認知的な問題が顕在化する前に、自身の認知機能について適切にメタ認知を働かせることが必要とされる。地域の高齢者が自身の認知機能に関心を持ち、自身の認知機能について適切に理解することは、高齢者が自らの認知機能をモニターするメタ認知機能を働かせることとなり、認知症啓発や理解に有効である。高齢化が進む本県及び本県島嶼部においては、より一層の加速的な認知症対策への対応が必要とされており、本県においても「認知症への理解を深めるための普及・啓発の推進」は重要な地域課題の一つである。

　Otsuka(2018)は、壱岐市地域包括支援センター他等との協働による「認知症理解のための普及・啓発のための講座」を教授システム開発の手法を用いて開発し、地域の高齢者が自身のワーキングメモリ及び認知機能を適切にアセスメントし有効なメタ認知を働かせるための認知心理学的な検査手法を提案した。

　「認知症理解のための普及・啓発のための講座」は地域包括支援センター、社会福祉協議会、市町の保健師等との協働により高齢者サロンや本学地域公開講座において実施される認知症の理解を深めるための認知症普及・啓発講座である。この講座では、集団式及び個別ワーキングメモリ査定システムを活用し講座参加者のワーキングメモリ及び記憶の自己効力感を測定し認知機能へのメタ認知を促すことを目的としている。通常60分程度の講座の中に、認知的加齢と認知症への学び、ワーキングメモリ査定前の記憶の自己効力感の測定、ワーキングメ

モリの査定と査定後の記憶の自己効力感の測定を行い、最後に高齢者自身で自身の認知機能へのリフレクションを行い、メタ認知を促すことを目的としている。

図表5 個別ワーキングメモリ査定システムのメニュー画面

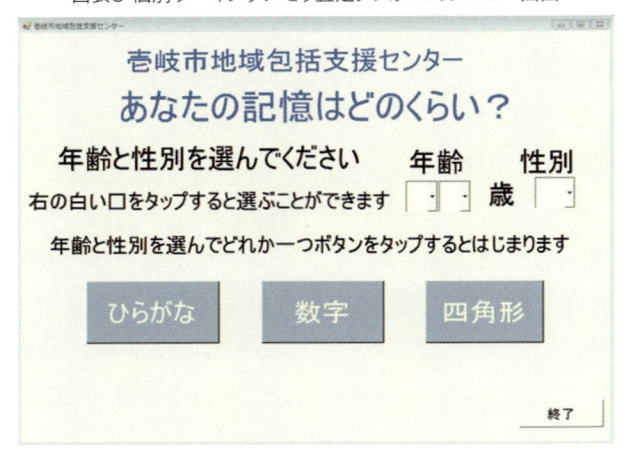

　Otsuka(2018)では、県内各地高齢者サロン等で簡易にタブレットとタッチペンのみで利用できる自動化された個別ワーキングメモリ査定システムを開発し運用を行っている。図表5は、壱岐市地域包括支援センターで利用されたこのシステムのメニュー画面である。この講座と個別ワーキングメモリ査定システムは2013（平成25）年から現在まで壱岐市、佐世保市、大村市等の長崎県内各地で実施されており、上記システムも利用されている。講座の受講生である高齢者自身のメタ認知の一つである記憶に対する自信を意味する記憶の自己効力感は、この講座における記憶や認知的加齢による学びと高齢者自身のワーキングメモリ査定によって変化し、この講座が高齢者自身のメタ認知を促したことがこの講座の実践結果の分析によって示唆されている。

引用文献
Baddeley, A. D., Allen, R. J., & Hitch, G. J. (2011). Binding in visual working memory: The role of the episodic buffer. *Neuropsychologia*, 49, pp.1393-1400.
大塚一徳（2000）. 問題解決とワーキングメモリ容量の個人差　苧坂直行編　脳とワーキングメモリ,京

都大学学術出版会,pp.257-276

大塚一徳（2000）.「問題解決におけるリーディングスパン個人差の影響」『心理学研究,Vol.74,No.5』pp.460-465.

大塚一徳・宮谷真人（2008）.「問題解決における問題空間とワーキングメモリ容量個人差の影響」『Mastermind課題を用いた検討 認知心理学研究,6』pp.47-56.

大塚一徳（2014）.「ワーキングメモリのアセスメント 湯澤正通・湯澤美紀（編）」『ワーキングメモリと教育』北大路書房,pp.59-78.

大塚一徳・宮谷真人（2016）.「高齢者のシングルタップ時間に及ぼすワーキングメモリ容量個人差と操作方法の影響」『日本教育工学会論文誌, Suppl. 40』pp.89-92.

Otsuka, K., & Miyatani, M.（2017）. Effects of individual differences in working memory capacity and pointing methods on single tapping times of older adults. *Educational Technology Research,* 40,pp.13-21.

大塚一徳（2018）ワーキングメモリ 松尾太加志（編）『認知と思考の心理学』サイエンス社,pp.25-47.

Otsuka, K.（2018）Changes in memory self-efficacy of older adults through assessment of working memory in a class for people with dementia *Proceedings of the 34th annual conference of JSET,*pp.915-916.

子どもの成長発達に応じた母子の健康問題と支援

看護学科　林田　りか

　近年、日本は少子化や核家族化、都市化、情報化など社会の急激な変化を受けて、人々の価値観や生活様式が多様化している。その一方で、社会の傾向としては、人間関係や地域における地縁的つながりの希薄化、経済性や効率性を重視する傾向、大人優先の社会風潮などの状況が見られるとの指摘がある。このような社会状況が、子どもの育ちをめぐる環境や家庭における親の子育て環境を変化させている。子どもが成長し自立する上で、実現や成功などのプラス体験はもとより、葛藤や挫折などのマイナス体験も含め、多様な体験をすることが不可欠である。しかしながら、少子化、核家族化が進行し、子ども同士が集団で遊びに熱中し、時には葛藤しながら、互いに影響し合って活動する機会が減少するなど、さまざまな体験の機会が失われている。また、都市化や情報化の進展によって、子どもの生活空間の中に自然や広場などといった遊び場が少なくなる一方で、テレビゲームやインターネット等の室内の遊びが増えるなど、偏った体験を余儀なくされている。さらに、人間関係の希薄化により、地域社会の大人が地域の子どもの育ちに関心を払わず、積極的に関わろうとしない、または、関わりたくても関わり方を知らないという傾向が見られる。

　実際、小児看護学初学者（初めて学ぶ人達）である2005年と2010〜2012年の看護学生1年次を対象に子どものイメージを調査した結果[1]、子どもの面倒をみる機会は「あった・時々あった」と答えた学生が、幼児72.9％（2005年69.8％）、小学生

71.8％（2005年66.3％）、乳児58.8％（2005年59.3％）、中学生39.6％（2005年39.0％）であった。子どものイメージ年齢では、幼児が8割（2005年6割）を超えており、今までに面倒をみる機会が多かった年齢に子どものイメージが印象付けられている。子どもへの援助体験項目において、日常生活援助では「だっこ」「子守り」「おんぶ」「更衣」、食生活援助では「食事・おやつ介助」、遊びの援助では「遊び」「読み聞かせ」が50％以上の体験率であった（図）。これらの項目は比較的簡単な援助で

図 援助体験項目の比較（左:2010年〜2012年、右:2005年）

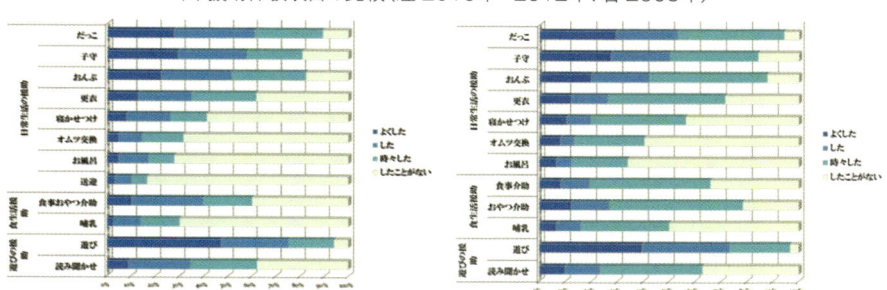

あり、ある程度コミュニケーションが取れる段階でできる内容のため、体験率が高くなったと考えられる。一方、「オムツ交換」「お風呂」や「哺乳」は体験率が50％を割っており、2005年の結果でも同様であった。これらの内容は、その場での判断能力や専門的な技術、さらに安全性が必要となるため体験率が低くなったと考えられる。また、乳児をイメージした者は1％にも満たず、2005年の1.7％と比較して割合が減少していた。これは、乳児と触れ合う機会の減少と乳児への触れ合い方法が分からないことに関連していると推測できる。以上の調査により、20歳前後の青年期が体験した子どもに関するイメージと子どもの世話に関する体験率の低さが表面化した。

　子育てとは、子どもに限りない愛情を注ぎ、その存在に感謝し、日々成長する子どもの姿に感動して、親も親として成長していくという大きな喜びや生きがいをもたらすものである。このような子育ての喜びや生きがいは、家庭や地域社会の人々との交流や支え合いがあってこそ実感できるものである。一方で、核家族化

の進行や地域における地縁的なつながりの希薄化などを背景に、本来、我が子を自らの手で育てたいと思っているにもかかわらず、子どもにどのように関わっていけばよいか分からず悩み、孤立感を募らせ、情緒が不安定になっている親も増えている。また、女性の社会進出が一般的になり、仕事と子育ての両立のための支援が進み、子育てのほかにも、仕事やその他の活動を通じた自己実現の道が選択できる社会環境にある中で、子育ては「自分の人生にとってハンディキャップではないか」と感じてしまう親がいるとの指摘もある。物質的に豊かで快適な社会環境、合理主義や競争主義などの価値観の中で育った者が多い親の世代にとって、子育ては困難な体験であり、その喜びや生きがいを感じる前に、ストレスばかりを感じてしまいがちである。また、経済状況や企業経営を取り巻く環境が依然として厳しい中、労働時間の増加や過重な労働などの問題が生ずる傾向にあり、親が子どもと一緒に食事を取るなど子どもと過ごす時間が十分ではなくなっている。このことも親の子育て環境に影響を与えている要因であるとの指摘もある。

　医療の場では、人の健康を身体的な面ばかりでなく、精神的・社会的な側面など多面的に評価する考え方として生活の質・人生の質(Quality of Life: QOL)が注目されている。QOLは「人が、ただ生きられればいいというものではなく、その生がどのような質であるかが大事である」という意味を表している。QOLには、より良く生きるための条件がいかに整っているか、現にいかにより良く生きているかであり、幸福の状態を意味し、自己の生に対する満足感を表していると言える。病気を持ちながら生活するうえで、QOLを保持することは非常に難しい事であり、また最も重要なことである。多くは、成人期にある人々を対象にQOLの研究が進められているが、最近では子どものQOLも重要視されている。もともと子どものQOLは痛みの評価から始まり、親や医療者による評価を代用してきた。しかし、成人の患者と同じように、子ども本人の評価を尊重する動きがみられてきた。医療だけでなく教育においても、子どもを取り巻く環境として様々な社会問題があり、不登校や抑うつ、いわゆるキレる子どもなど、子どもの生活の質・人生の質を評価し活

用していくことが重要な課題となっている。ここでは、子どもを育てる母親と幼児期および学童期の子どもへの健康問題に影響する要因とその支援について主に述べる。

1.子どもを育てる母親

　仕事を持ちながら保育所に通う幼児を育てている母親を対象に育児と仕事のQOL調査[2]を行った。その結果、悩みの有無と近所付き合いの程度、職場の理解で大きな差がみられた。悩みの有無では、悩みが"ない"母親の方が悩みの"ある"者より育児と仕事のQOLが高かった。母親に悩みがあるということは、精神的に満足な状態ではないため、QOLが低くなったと考えられる。そして、育児と仕事のQOLのどちらでもそのような結果が表れたことから、悩みは生活上のどの場面においても影響するということがわかる。悩みがある場合には、その悩みを打ち明け、相談できるような存在やその存在を作る場が必要である。近所付き合いでは、付き合いが"ある"母親の方が"ない"者より育児および仕事のQOLが高かった。育児の情報的、経験的サポートとしては、同僚や友人、保育所で知り合った母親などがあげられ、育児に必要な情報を交換し合ったり教えてもらったりと、お互いに活用している様子が推測できる。近所との付き合いが多くあることは、育児についての情報交換や、悩みについての相談ができやすい環境にあり、そのため育児のQOLが高くなったと考えられる。仕事のQOLが高かったのも、近所に話をしやすい環境があるため、仕事上の悩みを育児についての悩みとともに話ができるからだと考える。調査した母親達は、祖父母と同居していないものが約9割存在したため、パートナー以外に育児や仕事について相談できるものが、近所の人であると推測される。このように、特に核家族の場合は悩みの相談相手や情報交換の相手として、近所の人は重要な存在であることがわかった。次に、職場の理解では"非常に理解がある"と答えた母親が育児および仕事のQOLどちらでも高かった。育児と仕事を両立することが困難な理由として、「子どもが病気の時に、職場の調整が大変」「余暇の時間がもてない」「精神的・肉体的負担が大きい」などが

あげられ、育児上の突発的な出来事に対する対応や、心身の負担感が育児と仕事の両立を困難にしている。仕事自体への影響や職場の同僚への負担を考えると、育児上の突発的な出来事があっても、休みや早退を取るのに精神的な負担がかかる。その結果、母親への負担が大きくなるのが実状である。現在、育児・介護休業法や次世代育成支援対策推進法など、仕事と育児を両立しやすくするための制度が整いつつある。合わせて、制度や法律などの物理的サービスだけでなく、職場から個人に対しての情緒的なサポートも充実させる必要がある。職場の理解や配慮など情緒的なサポートがあるからこそ、育児をしながらも安心して仕事をすることができ、仕事のQOLも高くなるのではないかと考えられる。以上のことから、育児および仕事のQOLを高めるためには、パートナーや周囲の人々の精神面のサポートが重要であり、身近に交流が持てる存在がいることが必要である。同じ地域の中で、育児をしている母親同士の交流や、育児を終えた先輩とのつながりが持てるような支援が必要である。そして、専門職と母親の間では、いつでも話ができる関係を築くことが望まれる。また、職場内でも働く母親への理解を高めるような教育や指導を実施し、そのような機会がもてるよう支援することが必要である。「父母その他の保護者が子育てについて第一義的責任を有する」という少子化対策における基本理念を踏まえ、親の育児を単に肩代わりするのではなく、親の子育てに対する不安やストレスを解消し、その喜びや生きがいを取り戻して、子どものより良い育ちを実現する方向となるような子育て支援を進めていくことが必要とされている。加えて、親が子どもを育て、その喜びや生きがいを感じながらも、仕事やボランティア活動等、様々な形で社会との関わりを持つことで、子育てのほかにも自己実現を果たせる環境を整備することも最も重要である。

2.幼児期の子ども

　幼児期の子どもとは、1歳以上で就学前の子どものことを指す。言語能力の観点から3歳以上の子どもに対してQOLの調査[3]を行ったところ、幼児の年齢において、それほど大きなQOLの差はなかった。詳細にQOLを年齢別に比較すると、

5歳児では「おやつを食べる」と「外で遊ぶ」の項目が4歳児以下よりQOLが少し高く、3歳児では「家の中で遊ぶ」や「テレビを見る」、「手伝いをする」の項目が4歳児以上より低い値を示した。遊びは子どもの生活そのものであり、遊びに関する内容は全般的にQOLが高い。子どもは遊びの中で得意になって自信をつけたり、いろいろな葛藤を経験したりしながら育っていく。そのため、幼児期の子どもにとって遊びは最も大切である。遊びが楽しく親子関係も充実していれば、全体的に幼児のQOLは高くなると考える。子どもの成長発達において、自己中心性の活動の中から、4歳以上の幼児後期は単に自分の感情を主張するばかりでなく、それを抑えて相手の気持ちを思いやることを覚えてくることや、ボウルヴィの愛着理論より3歳から親に積極的に協力する行動が取れるようになることなどが言われている。「手伝いをする」に関していえば、3歳児では母親や家族の手伝いをするという認識が未熟なために4歳児以上より低い値を示す傾向にあったと考えられる。また、「お父さんと遊ぶ」の項目では5歳児のほうが3歳児よりQOLが高い結果となった。5歳児で日常生活習慣や家族、またはその周囲との人間関係がほぼ確立する。あわせて、出生してから約3歳までは母親との関係が密であったが、4歳以降では母親から少し離れ父親との関係性が子どもの成長発達には重要となる。そのため、父親と遊ぶ項目のQOLが年齢間で差がみられたと考えられる。

　次に、QOLを親の形態別に比較した結果[4]、全体のQOLは母親のみの方が両親がいる者よりややQOLが高く、遊びおよび家族関係において母親のみの方が両親がいる者よりQOLが高くなった。詳細な項目では、「寝る」「テレビを見る」「お母さんと遊ぶ」「絵本を読む」「おやつを食べる」において母親のみが両親がいる者より高くなった。これらの結果は、母子家庭では父親と離れている分、母親のことを大切に感じ、母親と遊ぶことに喜びを感じる子どもが多いからではないかと考えられる。日本では「就労」と「結婚・子育て・育児」の二者択一構造の解決のために、「働き方の改革による仕事と生活の調和の実現」「仕事と子育ての両立と家庭における子育てを包括的に支援する枠組みの構築」が制定され、仕事と育児を両立しやすくするための取り組みがなされている。調査を行った保育所の中

には朝早くから夜遅くまで開園し、親の仕事の時間に合わせて子どもを預かってくれるところもある。これらのことから、母親が育児と仕事の両立がしやすい環境で生活していることで家族関係、つまり親子関係が良好となり、家族関係のQOL向上につながったのではないかと考えられる。また、「テレビを見る」や「おやつを食べる」は、母親が仕事などで家にいない時間が長いことなどを想定すると、一人でできる楽しみの行動であるためQOLが高くなったのではないかと考えられる。そして、母親と少しでも一緒にいたい、楽しい時間を過ごしたいという子どもの強い願望が含まれているために「お母さんと遊ぶ」や「絵本を読む」の項目が高くなったと推測できる。母子家庭のQOL向上のためには制度だけでなく、心理的なサポートができる役割の人も重要であり、祖父母や保育所、近所の人など身近に育児相談できる人がいることが、母親の育児における不安を軽減し、子どもとのより良い関係づくりにつながるのではないかと考える。

2. 学童期の子ども

　小学校高学年の学童期の子どもに対してQOLの調査[5]を行った。相談希望者別にそれぞれ比較した結果、父親、母親、兄弟姉妹、祖父母、先生に"相談したい"方が"相談したくない"者よりQOLが高くなった。次に、両親に注目して比較した結果、父親においては、「家族関係」および「学習」で"相談したい"方が"相談したくない"者よりQOLが高くなり、母親においては、「身体」「家族関係」「自己評価」「性のとらえ方」「異性への意識」に関する内容で"相談したい"方が"相談したくない"者よりQOLが高くなった。悩みや葛藤の多くなる前思春期では、誰かに悩みを相談できることが大切である。そして、身近な存在である父親や母親が相談相手であることは、子どもたちにとって非常に心強いものである。日頃より父親や母親に相談できる関係であることから、家族関係のQOLがどちらも高くなったのではないかと考えられる。次に、一番おしゃべりする者別にそれぞれ比較した。友達に一番"おしゃべりをする"方は"しない"者よりQOLが低く、一方、母親に一番"おしゃべりをする"方は"しない"者よりQOLが高かった。両親に関して比較した結果、父親

においてはおしゃべりの有無では差はみられなかったが、母親においては「身体」「家族関係」「自己評価」「学習」に関する内容で"おしゃべりする"方が"しない"者よりQOLが高くなった。1日の中の嬉しい時間において、「家族みんなで、おしゃべりをしている時」が"とても・わりと嬉しい"と回答した子どもは66.8%と高い割合を占めていることが報告されている。また、子どもは黙って話を聴いてもらうだけで肯定的に評価されたという思いになり、見捨てずに見守ってくれるという親の思いが伝わり、安心すると言われている。子どものQOLにはその安心感が関与しているのではないかと考えられる。したがって、家族が子どもの話に耳を傾けることは、学童期の子どものQOL向上のためには重要な要素となる。母親は子どもと乳幼児期から長い時間を共にしてきている。そのため、幼い頃からの母親との関わりがQOLを高めるもう一つの要素であると考えられる。学童期の子どものQOLは、乳児期において母親との関わりを含めて子どもが発達していく過程の成育環境によって決定してくる。家族が子どもに対して、乳幼児期の頃から密に関わることは、その後の子どもの成長過程におけるQOLに大きく影響し最も重要な要因だということが言える。学童期の子どものQOL向上を目指していくためには、家族への支援も必要であり、子どもに関わる中では学童期の子どもの性別、学年、地域等の背景や発達段階を考慮し、QOLが流動的に変化する性質をもつものであることを認識していくことが大切になる。

　次に、子どもの生活習慣を背景に比較した[6]。朝食の摂取頻度では、"毎日食べる"方が"時々食べる・食べない"者よりQOLが高く、「学校生活」「身体」「家族関係」「自己評価」に関する内容において、いずれも朝食を"毎日食べる"方が"時々食べる・食べない"者よりQOLが高くなった。学習時間では、"1時間以上"学習する方が"1時間未満"の者よりQOLが高くなった。他の研究では、朝食を毎日食べていない者に自覚症状の訴えが多いことを明らかにしている。さらに、子どもにとって楽しい食事とは何かをみると、まず家族そろって食卓を囲み、話をしながら食べること、つまり家族と食事をすることだと述べている。朝食を毎日食べないことにより、家族での食事の頻度と会話の機会が減り、さらに自覚症状の訴えを強

くしている可能性がある。そのことが「身体」「家族関係」のQOL低下に繋がったのではないかと考えられる。孤食することがある家庭の子どもは、朝食に欠食があり、睡眠時間が少ないなど生活習慣が不規則であることが報告されている。さらに、子どもの健康づくりのためには、第1に生活リズムを規則正しくする、好き嫌いをなくすこと、第2に食事中は楽しい会話をする、食事時間を楽しむこと、第3に噛む、朝食を食べることなどの教育が必要である。このことから、朝食摂取が子どもの健康に影響を及ぼし、朝食の欠食がある子どもは、健康状態の不調を感じているのではないかと推測できる。また、子どもが健康状態の不調を自覚することは、子どもの「自己評価」の低下に繋がるのではないかと考えられる。「家族関係」が良好であることは、子どもの「自己評価」の向上に繋がり、子どもの「身体」にも良い影響がある。さらに、「学習」に関する意識の高さが子どもの「身体」に影響し、「自己評価」の向上にもつながると考えられる。そのため、1時間以上学習する習慣を身に付けさせることも子どものQOL向上につながると推測できる。以上のことから、子どものQOL向上には、良好な親子関係と子どもの日常生活を整えることが重要であるとわかった。学年が高くなるにつれて、友人同士のつながりが深くなり、子どもと親の関わる時間が短くなることや、子どもの生活習慣が不規則になることが予想される。子どものライフスタイルは保護者のライフスタイルに依存的であると言われており、親は子どもの良い見本となるよう生活習慣を整えていく必要がある。また、日常生活の中で親およびきょうだいと関わる時間を大切にすることや、親やきょうだいと一緒に何かを楽しむ場を設けることが最も重要である。

　これまで、子どもを育てる母親、幼児および学童後期の子どものQOLについて述べてきた。子どもと接することが少なくなった現在、今までの体験や人とのつながり、家族関係、家族の健康状態が子どもを育てる母親や子ども自身のQOLに影響しているといえる。QOL向上を目指すためにも親子および家族をひとつの単位として考え相互のQOLを分析し、それぞれの特徴を活かした具体的な支援を行うことが専門職として求められている。ひとり一人が安全で安心して暮らせるような社会が作られていくことを強く願う。

参考文献

1 林田りか・畠知華子(2014)「小児看護学初学者の子どもに対するイメージの推移」『九州小児看護教育研究会, Vol.14』pp.25-28.

2 林田りか・大藪真弓(2009)「子育てと仕事のQOLに関する研究」『Quality of Life Journal, Vol.10, No.1』pp.31-40.

3 林田りか・柳迫香奈絵・土井口沙耶佳ほか(2011)「幼児のQOL－幼児のQOL調査票の開発と応用－」『Quality of Life Journal, Vol.12, No.1』pp.63-71.

4 林田りか・増山めぐみ・坂井亜耶ほか(2013)「幼児のQOL(第2報)－幼児のQOL調査票の開発と応用－」『Quality of Life Journal, Vol.14, No.1』pp. 65-76.

5 林田りか・松林佑季・小林美智子ほか(2012)「学童期のQOL調査票の開発と父母との関係について」『Quality of Life Journal, Vol.13, No.1』pp.25-35.

6 林田りか・小林美智子ほか(2018)「学童後期の子どもにおけるQOL調査票の開発(第2報)－家族関係や生活習慣が与える影響－」『Quality of Life Journal, Vol.19, No.1』pp. 44-55.

在日外国人の母子保健

看護学科　新田　祥子

日本における外国人について

　日本の外国人登録者人口は、年々増加傾向（公益財団法人入管協会, 2015:1-24）となっている。2014年の外国人登録者数は、212万1,831人であり、日本の総人口に占める割合は、1.67％である。男女別でみると、男性97万9,971人、女性114万1,860人で、女性が男性より約16万人多い。また、年齢20代の男性が28万423人（13.2％）と最も多く、次いで20代女性26万8,470人（12.7％）、30代女性26万3,173人（12.4％）の順に多い。このことから、日本に住む外国人における妊娠・出産・育児世代の女性は、外国人者数の中で高い割合を占めている。

1.日本における親が外国人の出生数の推移

　日本における親が外国人の出生総数は、1987年は1万7,596人、2012年では3万4,020人と約2倍に増加している。また、日本における総出生数の中で親外国人の出生割合は、1.3％から3.2％と増加している。父母ともに日本人の出生数は、1987年から2012年の間に23.9％減少していた。一方で、父母とも外国人の出生数は1987年から2012年で78.0％増加していた。母親が外国人の出生数をみると、1987年から2012年では、85.4％増加していた。（新田, 2014: 255-257）

2. 母の国籍（出身地）別にみた出生数の推移

　2012年の母の国籍（出身地）別にみた出生数は、「中国」9,089人、「その他の外国」4,216人、「フィリピン」4,001人、「韓国・朝鮮」3,269人、「ブラジル」2,193人、「ペルー」641人、「タイ」438人、「米国」373人、「英国」89人であった（図表1）。1992年から2012年の推移をみると、「中国」の出生数が急増しており最も多くなっている。「その他の外国」も年々増加し、2012年には現在の国籍別出生数の区分の中で第2位となっている。2012年の各都道府県の総出生数に占める親外国人の出生数の割合をみると、東京5.5%、愛知4.8%、神奈川4.5%、群馬4.5%、三重4.4%の順で多かった（図表2）。（新田, 2014: 255-257）

図表1　日本における母親の国籍（出身地）別出生数推移（1992年〜2012年）

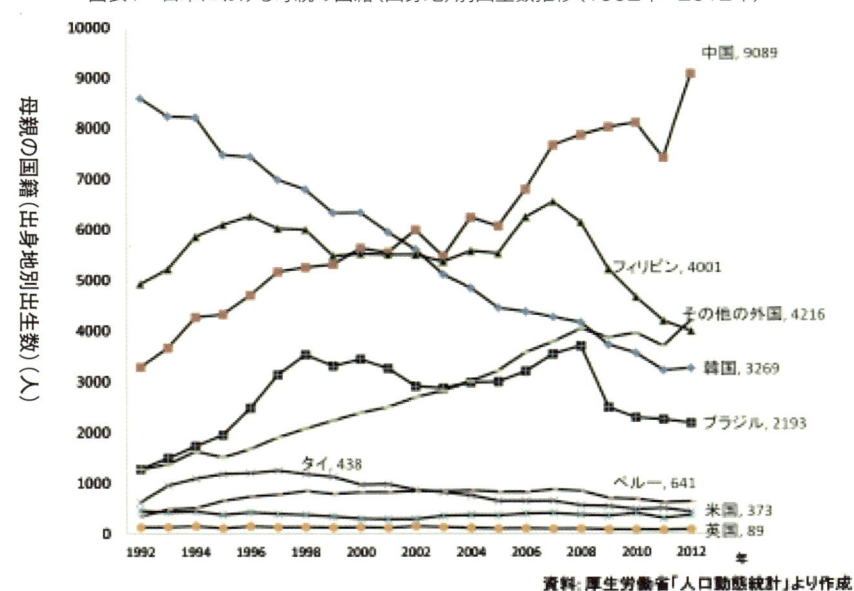

（出所）新田祥子（2014：256）

図表2　都道府県別の総出生数に占める親外国人出生数の割合
　　　　—父母共外国人あるいは父母の一方が外国人の出生割合（2012年）

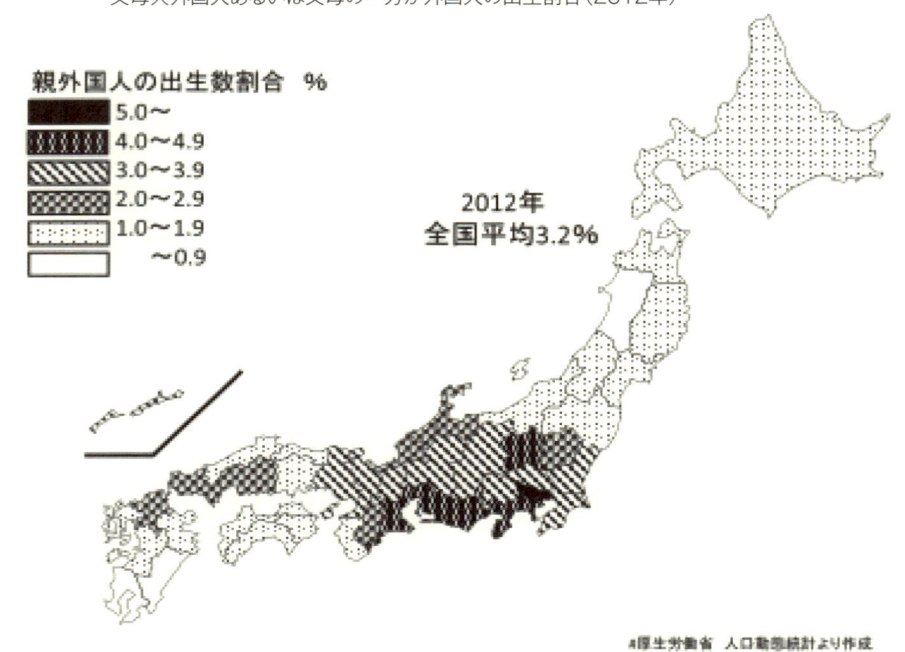

（出所）新田祥子（2014：257）

3. 出産における外国人女性の現状

　グローバル化が進み、日本においても、医療を受ける人は日本人だけでなく、日本以外の人々も医療を受けおり、国籍や文化も多様化している。「異国の地である日本で医療を受けることは、解消されない不安が募ることが予想され、正確なコミュニケーションをとることが重要である」（丸井，2012: 147）と言われている。日常会話は日本語で流暢に話せる外国人の人々でも、医療現場においては、医療用語や日本語の理解が難しいという声が聞かれる。クリニックなど小規模の医療施設では、医療通訳者が常駐することは、あまりないのが現状である。外国人女性が出産する際に最も障壁となっているのが、言葉の問題であると指摘されており、医療通訳は少しずつ浸透してきているが、産科では、外来だけでなく出産とい

う24時間の対応が求められ、女性のプライバシー配慮が必要となる。そのため、医療通訳が介入することが難しい分野ともいえる。言語の壁や、正確な情報が得られないことにより、確実なコミュニケーションが図れないことから、適切な選択や決定ができずに、適切な医療を受けられないことは、あってはならないことである。また、母語や多言語による支援は、患者さんの人権を保障することであると言える。そのため、治療や看護を行う際に言語的配慮は、避けて通ることはできない。

4.医療における意思決定と外国人

　海外旅行に行った際、治療が必要な病気やケガをした時を想像してみる。英語で説明を受けたり、日本語が少し話せる人からの病状説明を受けただけで、命にかかわるような治療や手術を受けることができるだろうか。自分の母語でコミュニケーションをとり、病気や治療について理解することが、どれだけ重要なことなのか、容易に想像がつく。

　意思決定とは、さまざまな選択肢の中でリスクやメリットを理解し、治療方法などを選択することである。医療の現場においては、患者が様々な場面で治療方針などを選択・決定することが求められる。

　日本語を母語としない患者は、母語による十分な情報提供や通訳等の支援を得られないままに治療を受けている人が少なくない。この状況を意思決定という視点で考えた時、治療を受ける前の選択・決定の時から、日本人と同様の医療・看護の支援を受けていると言えるだろうか。外国人の患者においても、日本人と同様に、意思決定無しで医療を提供することは出来ないのである。意思決定は国籍(出身地)を問わず、医療を受ける際に必須の要素であり、権利であることを忘れてはいけない。特に、外国人女性の場合、出身地と日本の両方の文化的影響を受ける事が考えられ、日本人女性の周産期における意思決定支援と同様の支援では、十分ではないと考えられる。

　このように、日本において、妊娠・出産の時期の外国人女性は、さまざまな問題

がある環境下で治療方針等の決定を迫られ、日本人女性と同様の意思決定の上で医療を受けているとは言い難いのが現状である。適切な医療を受けるために、意思決定無くして医療を提供することは出来ない。意思決定は国籍問わず、医療を受ける際に必須の要素となるため、グローバル化の進む今日、日本に住む外国人も日本人同様に医療の質を保ちながら支援を行うことが求められる社会となってきているのである。

引用文献

公益財団法人入管協会(2015)『平成27年版在留外国人統計』, pp.1-24
厚生労働省, 人口動態調査, https://www.e-stat.go.jp/stat-search/database?page=1&toukei=00450011&tstat=000001028897&toukei_kind=6&result_page=1(2018年11月4日アクセス)
丸井英二・森口育子・李節子(2012)『国際看護・国際保健』弘文堂, p.147
新田祥子(2014)『在日外国人の母子保健 日本における親外国人の出生動向の分析1987〜2012年の調査から』保健の科学,56巻, 4号, pp.255-257

第II部
看護の"知"と"技"を伝える

看護師になるために、看護技術をどう学ぶか

看護学科　山澄　直美、永峯　卓哉、
三重野　愛子、坂本　仁美

第1章 看護技術と看護技術教育

看護技術、すなわち看護職がもつ技術と聞いて、皆さんはどのような技術を思い浮かべるだろう。注射や採血などだろうか。確かに、人の体に針を刺すという本来であれば、傷害にあたる行為を行うことが、法的に認められているのであるから、看護職の技術の代表として思い浮かべられるのも無理はない。しかし、これは、看護職がもつ技術のごく一部である。看護職は、技術を介して看護の対象となる人に看護を提供する。この章では、その看護技術について述べる。

1. 看護職にとっての技術とは

そもそも看護師は何をする者であるのか。看護師の資格を規定する法律である保健師助産師看護師法は次のように定義している。

この法律において看護師とは、厚生労働大臣の免許を受けて、傷病者若しくはじょく婦に対する療養上の世話又は診療の補助を行うことを業とする者をいう

診療の補助とは何か。診療とは、医師が行う診察と治療である。法律は、看護師の業のひとつが、このような医師が行う診察と治療を補助することであると規定

している。診察の一環である血管に針をさして血液を採取する採血や、治療として薬物を投与するための注射などがこの診療の補助に含まれ、看護師は、医師の指示の元にこれらを実施する。

　一方、療養上の世話とは何か。療養とは、国語辞典によると「病気を治すために養生すること」、養生とは「体をたいせつにして、健康状態をよくすること」である。この国語辞典の意味に基づくと、療養上の世話とは、「健康状態をよくしようとしているひとの世話をすること」ということになる。

　看護の先人たちは、看護とは、あるいは、看護師とは何をする人であるのかをその著作のなかに記している。最も古い近代看護の祖といわれるフロレンス・ナイチンゲールは、『看護覚え書』の中で、次のように述べている[1]。

　看護とは、新鮮な空気、陽光、暖かさ、清潔さ、静かさなどを適切に整え、これらを活かして用いること、また食事内容を適切に選択し適切に与えること──こういったことのすべてを患者の生命力の消耗を最小にするように整えること、を意味すべきである

　また、米国の看護師であるヴァージニア・ヘンダーソンは、『看護の基本となるもの』の中で、次のように述べている[2]。

　看護師の独自の機能は、病人であれ健康人であれ各人が、健康あるいは健康の回復（あるいは平和な死）に資するような行動をするのを援助することである。その人が必要なだけの体力と意志力と知識とをもっていれば、これらの行動は、他者の援助を得なくても可能であろう。この援助は、その人ができるだけ早く自立できるようにしむけるやり方で行う。

　ナイチンゲールとヘンダーソンの看護、看護師に関する記述は、日本の法律が

定めていた2つの看護師の業のうち、特に「療養上の世話」がどのようなことを示すのかを教えてくれる。

　ナイチンゲールは、健康状態をよくしようとしている人に対して、新鮮な空気、陽光、暖かさ、静かさなどの環境を整え、食事内容を適切に整えることが必要だと述べている。また、ヘンダーソンは、体力と意志力と知識をもっていれば、他者の援助を得なくても可能であるが、それが不足しているためにできない部分を援助すること、しかも、できるだけ自分でできるように促しながら、健康または健康の回復に（あるいは平和な死）にむかうことができるように援助することであると述べている。

　さらに、看護職の職能団体である日本看護協会は、看護職の行動規範となる「看護者の倫理綱領」の前文に、看護の目的を次のように提示している[3]。

　看護は、あらゆる年代の個人、家族、集団、地域社会を対象とし、健康の保持増進、疾病の予防、健康の回復、苦痛の緩和を行い、生涯を通してその最期まで、その人らしく生を全うできるように援助を行うことを目的としている。

　倫理綱領は看護の目的を、「生涯を通してその最期までその人らしく生を全うできるように援助を行う」としている。その人らしく生を全うできるために、それでは、何を援助するのか。それは、人が生きること、生活することを支えるのである。人の生活を支えるために、何をするのか、その具体的な行為が看護における技術である。

　さらに、この看護の目的がしめす「その人らしく」という言葉は、看護の本質を表している。看護の対象である人間は、一人として同じではない。看護は、その一人として同じではない人がそれぞれその人らしく生活し、生きていくことを支えていく。すべての人々がその人らしく生活していくことを支えるために看護師は看護技術を駆使してかかわる。人は一人として同じではなく、また、同じ人も一時として同じ状況にはない。そのような人がその人らしく生活することを可能にする技術は、マニュアルに書かれた手順にそって行われるものではない。個々人のその時の状

況、身体的、精神的、社会的状況、あるいはスピリチュアルな側面までを含めて、今、その人は何を必要としているのかを判断し、その必要としていることをいかにして提供するかを判断しなければならない。看護師が対象に働きかける行為としての技術は、これらの判断に基づき、その人にとって最善の方法を選択することが前提となっている。このように、複雑な構造を持つことが、看護技術の特徴である。この技術は、経験を重ねる毎に洗練され、熟練していく。

2.看護基礎教育課程における看護技術教育

看護基礎教育課程とは、「看護の実践および特定の能力をのばすことを目的とした卒後教育のために、広範囲で確実な基礎を提供する正規に認められた教育課程」[4]である。簡単に説明すると、卒業後に看護師国家試験の受験資格が得られる教育課程である。卒業後に看護師国家試験の受験資格が得られる教育は、学校教育法上の規定が異なる複数の教育機関で提供されており、4年制大学、看護専門学校、短期大学、高等学校に位置づく5年一貫教育課程がある。また、准看護師の資格を持つ者が看護師国家試験受験資格を得るための看護専門学校、短期大学等がある。

これらの教育機関は、学校教育法上の規定が異なり、教育期間も異なるなど相違点も多いが、前述の看護基礎教育課程の定義にあるとおり「広範囲で確実な基礎を提供する」ことは共通している。すなわち、看護実践のための「基礎」的な能力の修得を目的とする。これは、看護師として資格を得たのちにその能力をさらに向上させていくことが前提となることを意味する。

看護基礎教育課程を修了し、看護師国家試験に合格し医療機関などに就職した看護師は、当然のことながら一看護師として業務につく。しかし、実際には、就職後すぐにいわゆる一人前として機能することはない。一人前がどの程度を示すかは明確ではないが、看護の理論家パトリシア・ベナーによると、一人前レベルの技術修得は、「似たような状況で2、3年働いたことのある看護師が典型」[5]であるとしており、少なくとも2、3年を必要とすると考えられる。それまでは、周囲の先

輩看護師の支援を受けながら、業務を遂行し、能力を高めていくことになる。

　資格を得た後の看護師に対する教育的支援は、従来、大部分の医療機関が提供していたが、2010（平成22）年度から制度化された。すなわち、看護職にかかわる法律である保健師助産師看護師法および人材確保の促進に関する法律に新人看護職員の研修制度が、看護師本人および雇用する医療機関の努力義務として規定された。その背景には、医療の高度化や在院日数の短縮化、医療安全に対する意識の高まりなどにより、医療の現場で必要とされる実践能力と看護基礎教育課程で修得する実践能力に乖離が生じていることがある。また、その乖離が、新人看護職員の離職の一因となっており、その乖離を埋めるために系統的な研修が不可欠になった。法改正に伴い、厚生労働省は「新人看護職員研修ガイドライン」を提示し、新人看護職員研修の研修内容や到達目標、各医療機関の特徴に応じた研修を企画するための指針を示している。ガイドラインに示された臨床実践能力の構造は、図表1の通りである。新人看護職員研修ガイドラインは、それまで医療機関に全面的に任されていた就職後の継続教育を制度に乗せたものであり、制度があとから構築されたものであるとも言える。一方、前述の通り、医療はより高度化し、医療保険制度の中で医療機関の機能分化が進められる中で、特に疾病の急性期の治療を行う急性期病院においては、入院している期間をいかに短縮するかが経営上の重要課題になっている。そのような状況下では、ゆっくりと新人看護職員を育てることが困難になってきており、制度化する必要が生じてきたとも言える。同様に、そのようななかで学習途上にある学生が患者の安全を確保しながら医療の現場で実践、経験できる学習内容が制限されることもやむをえない状況にもある。これらの現状が、現場で求められる能力と看護基礎教育において修得する能力の乖離を生じさせている。また、一昔前は、医療を受ける立場にある人々の権利が、ある意味尊重されない時代であったからこそ、資格を得る前の学生がさまざまな看護技術を経験できたのである。新人看護職員研修の努力義務化は、時代の必然である。

　それでは、看護基礎教育課程における教育は、従来通りでよいのかというと決

してそうではない。当然ながら、臨床実践の場との乖離を埋める努力が求められている。

図表1　臨床実践能力の構造

看護技術を支える要素

1　医療安全の確保
①安全確保対策の適用の判断と実施
②事故防止に向けた、チーム医療に必要なコミュニケーション
③適切な感染管理に基づいた感染防止

2　患者及び家族への説明と助言
①看護ケアに関する患者への十分な説明と患者の選択を支援するための働きかけ
②家族の配慮や助言

3　的確な看護判断と適切な看護技術の提供
①科学的根拠（知識）と観察に基づいた看護技術の必要性の判断
②看護技術の正確な方法の熟知と実施によるリスクの予測
③患者の特性や状況に応じた看護技術の選択と応用
④患者にとって安楽な方法での看護技術の実施
⑤看護計画の立案と実施した看護ケアの正確な記録と評価

Ⅱ　技術的側面
①環境調整技術
②食事援助技術
③排泄援助技術
④活動・休息援助技術
⑤清潔・衣生活援助技術
⑥呼吸・循環を整える技術
⑦創傷管理技術
⑧与薬の技術
⑨救命救急処置技術
⑩症状・生体機能管理技術
⑪苦痛の緩和・安楽確保の技術
⑫感染防止の技術
⑬安全確保の技術
⑭死亡時のケアに関する技術

Ⅰ　看護職員として必要な基本姿勢と態度
①看護職員としての自覚と責任ある行動
②患者の理解と思者・家族と良好な人間関係の確立
③組織における役割・心構えの理解と適切な行動
④生涯にわたる主体的な自己学習の継続

Ⅲ　管理的側面
①安全管理
②情報管理
③業務管理
④薬剤等の管理
⑤災害・防災管理
⑥物品管理
⑦コスト管理

※Ⅰ、Ⅱ、Ⅲは、それぞれ独立したものではなく、患者への看護ケアを通して統合されるべきものである。

（引用）厚生労働省：「新人看護職員研修ガイドライン,改訂版」,2014。

　看護基礎教育課程における看護技術教育は、学習の原則に則り、単純から複雑へと学習が積み重ねられていく構造になっている。看護学教育は、一般に、基礎看護学領域の授業科目を学習した後に、成人看護学、老年看護学、母性看護学、小児看護学、精神看護学、在宅看護論といった対象の発達段階や状況に応じた看護の学習へと進む。長崎県立大学の看護専門科目の進行を図表2に示す。

　各看護専門領域の中でも、看護技術教育は行われるが、すべての看護学領域に共通して必要な技術は、基礎看護学の授業科目を通して学習する。

3.長崎県立大学における看護技術教育
−基礎看護学の授業科目について−

　長崎県立大学看護栄養学看護学科の基礎看護学領域が提供する看護技術教育の概要を紹介する。

　基礎看護学領域が提供する授業科目のうち、4科目が看護技術を学習内容としている。4科目とは、①看護の技術Ⅰ（看護基礎技術）、②看護の技術Ⅱ（日常生活援助技術）、③看護の技術Ⅲ（診療補助の技術）、④看護の技術Ⅳ（看護過程）である。主な内容は、図表3に示す。

図表2　長崎県立大学の看護専門科目の進行

総合看護
地域看護学
母性看護学
成人看護学
小児看護学
精神看護学
老年看護学

基礎看護学

看護学概論Ⅰ　（講義）	看護理論（演習）
看護学概論Ⅱ　（講義）	看護の技術Ⅲ　（演習）
看護の技術Ⅰ　（演習）	看護の技術Ⅳ　（演習）
看護の技術Ⅱ　（演習）	
基礎看護学実習Ⅰ（実習）	基礎看護学実習Ⅱ（実習）

1年次	2年次	3年次	4年次

科目名・単位数	授業内容の概要
看護の技術Ⅰ（看護基礎技術） 演習科目　1単位 ＊は演習にて実施する技術	看護技術とは何か 感染予防 コミュニケーション　観察　記録・報告 ボディメカニクス バイタルサインの観察 ＊衛生学的手洗い ＊体温・脈拍・呼吸・血圧・意識の観察 ＊罨法
看護の技術Ⅱ（日常生活援助技術） 演習科目　2単位 ＊は演習にて実施する技術	生活環境の調整 活動と休息の援助 衣生活の援助 清潔保持の援助 排泄の援助 ＊ベッドメーキング ＊体位変換と体位の保持 ＊ストレッチャー・車いすへの移動と移乗、 　歩行介助 ＊全身清拭　＊足浴　＊洗髪　＊口腔ケア ＊床上排泄の援助　＊陰部洗浄
看護の技術Ⅲ（診療補助の技術） 演習科目　2単位 ＊は演習にて実施する技術	感染予防 身体計測・フィジカルアセスメント 排泄（浣腸・導尿） 検査　与薬　輸血 酸素吸入　吸引 ＊ガウン、手袋の装着　＊身体計測 ＊フィジカルアセスメント ＊浣腸　＊導尿　＊摘便 ＊酸素吸入　＊吸引　＊尿比重測定 ＊筋肉内注射　＊採血　＊皮内注射
看護の技術Ⅳ（看護過程） 演習科目　1単位	紙上事例を使い、看護過程の展開を行う。 講義のあと、グループワーク、発表、全体討議

　看護技術教育の演習は、学内に実践の場を想定し、それを活用してクライエント（看護の対象）への直接的な看護に必要な技術演習を目指す[6]。4科目は、いずれも教員による知識の伝達を主体とする講義のあと、実際に学生自身が技術を実践するという形で授業が進行する。「看護の技術Ⅰ」の学習内容は、看護基礎技術であり、感染予防、コミュニケーション、観察など、他の技術を実施するときにも

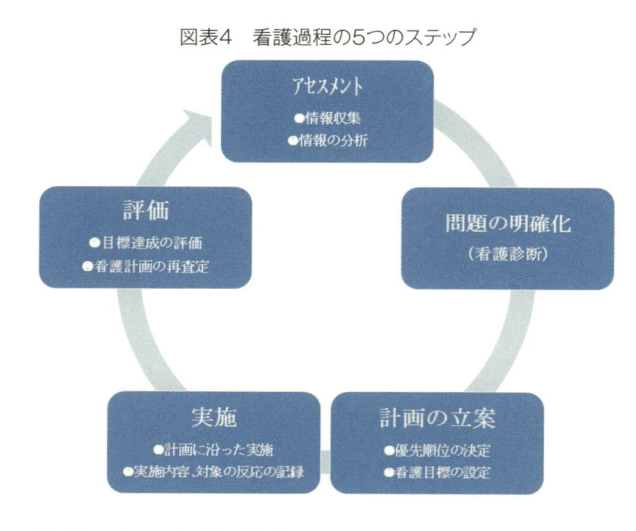

図表4　看護過程の5つのステップ

必ず必要な基礎的な技術から構成される。「看護の技術 II」の学習内容は、日常生活援助技術であり、環境の整備、活動、清潔、排泄の援助など対象の日常生活を支援するために必要な技術から構成される。「看護の技術 III」の学習内容は、診療補助の技術であり、与薬、検査に必要な技術など医師が実施する診療を補助するために必要な技術から構成される。「看護の技術IV」の学習内容は、看護過程である。看護過程は、援助を提供するための「思考」の技術である。

　看護過程とは、「看護において、人々の健康にかかわる個別な問題を解決するために用いられる系統的な問題解決技法」[7]である。看護師は、看護の知識体系と経験に基づき、人々の健康上の問題を見極め、最適かつ個別的な看護を提供するために組織的・系統的な看護実践方法である看護過程を展開する[8]。看護過程は、5つのステップからなる（図表4）。

　アセスメントは、看護の視点から対象の全体像を把握し、問題や強みを明らかにするために、看護学の枠組みにそって情報を収集し、情報を分析する。看護学の枠組みとは、看護の対象を身体的、心理的、社会的、スピリチュアルな側面を持つ存在として捉えるための視点である。この枠組みは、看護理論等に基づき複数があるが、本学看護学科の基礎看護学領域は、「ゴードンの機能的健康パターン」の枠組みを用いている（図表5）。

　問題の明確化は、アセスメントの結果に基づき、看護の立場から解決していくべき問題を明らかにする。

図表5 「ゴードンの機能的健康パターン」の枠組み

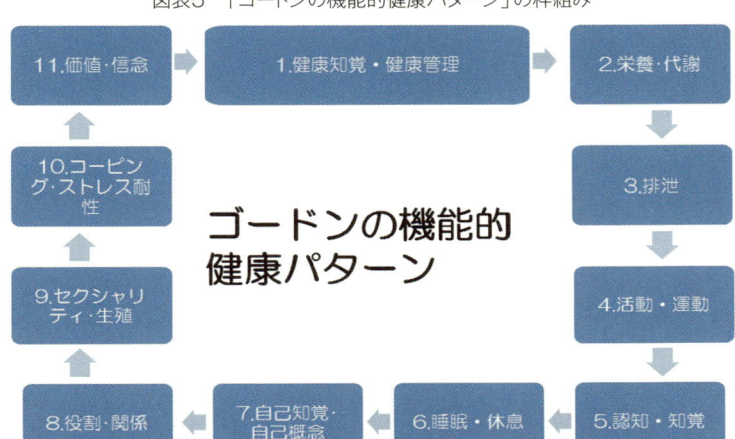

　看護計画の立案は、明確化した看護上の問題が解決、緩和されたときに看護の対象がどのような状態になるのかという期待される成果である目標を定め、具体的な援助計画を立てる。

　実施は、計画に基づき、援助を提供する段階である。

　評価は、実施の結果、計画の段階でさだめた目標に到達できたかを判断し、到達できていなければ看護過程全体を点検し、その原因を考え、問題の解決に向けて必要な修正を加える。

　看護過程の展開は、看護師が、専門的な知識と経験に基づき、対象の情報を分析し、解決が必要な問題を見極めた上で、その対象個々に応じた方法を検討し、援助を行うことを示している。「看護の技術Ⅰ」「看護の技術Ⅱ」、「看護の技術Ⅲ」を通して学習する看護技術は、この看護過程のアセスメントや評価（コミュニケーションや観察を通して情報を収集する）、そして実施（問題の解決のために実際に対象に働きかける）に用いられるのである。

　授業科目「看護の技術Ⅳ」は、講義を通して基礎的な知識を学習した後、演習を通して事例（仮想の患者の情報）を用いて、アセスメント、問題の明確化、看護計画の立案を実施する。

このような看護過程は、学年を重ねたあとに履修する各領域の看護学の授業を通して、さらに複雑な事例についての展開の学習を積み重ねる。そして、看護学実習では、実際の看護の対象を受け持ち、看護過程を展開し看護を提供することになる。

　ここまで説明してきた通り、看護の対象は、個々に異なる人間であり、その状況もその時により変化する。そのような状況に対応し、対象に最適な看護を提供するためには、看護基礎教育課程における教育を土台として、看護師の資格を取得したあとも、学習と経験を積み重ねていくことが、不可欠である。

　看護職が専門職であるならば、一生涯、自ら学び続け、知識と技術を刷新し続けることは当然である。そのために、本学看護学科基礎看護学領域は、学生が、自ら学び続けていく姿勢を持つことができるように授業を展開している。また、看護技術の修得過程が、学生の個別状況によって違っていると考えられるため、学生の個々の状況に応じた学習方法の修得を目指した研究を蓄積している。次章からは、実際の授業展開と基礎看護学領域で実施した研究の一部を紹介する。

第2章.看護技術教育の実際

　看護技術の基礎教育は、講義・演習・実習によって構成されている。ここでは本学科で取り組んでいる看護技術教育を例に挙げながら説明する。

1.授業における前提

　授業は、教員と学習者が教材を媒介として、共通の目標（学習目標）の達成（課題解決）にむけておこなわれる学習活動であり、その主体は学習者である。教員の役割は、学習者の学習活動が効果的に行えるように支援することとなる。

　看護技術教育は、卒業後、看護専門職として現場の不確定な状況の中でもさまざまな技術を駆使して、質の高い適切な看護実践ができる看護師の育成を目

図表6　看護基礎教育課程における講義・演習・実習と学生の活動性・主体性・能動的参加度との関係性

講義	教授者から学習者に概念を表現している言葉を直接提示する。複数の学習者に対して知識を示し、説明する。概念獲得と知識習得を主目的とする。
演習	学内の施設を使用した実技の修得を目標とする授業。ゼミナール形式、練習、応用あるいは文献抄読などを含む。講義では修得困難な教育内容に対して用いられる。
実習	講義や演習を通して修得した知識や技術を実際の現場で活用、展開する形態の授業。看護が提供される場に臨んで学習する場合を「臨地実習」と称する。

小

学生の活動性・主体性・能動的参加度

大

指している。そのため、看護技術教育における教育目標は、①看護技術に関する基礎的な知識・技術の修得　②社会的スキル（ソーシャルスキル）の修得　③学習スキルの修得　④看護専門職としての態度の獲得、であり、これらの目標達成に向けて、適切な教育方法を用いて授業を行っている。

　本学の基礎看護学領域が担当する『看護の技術』の授業は、すべてアクティブ・ラーニングを取りいれ実践している。アクティブ・ラーニングとは、能動的な学習のことであり、学生が授業に能動的に参加し、思考の活動性を高めるような学習方略である。溝上は「能動的な学習には、書く・話す・発表するなどの活動への関与と、そこで生じる認知プロセスの外化を伴う」[9]と述べているように、「認知プロセスの外化」＝アウトプットする機会を多く作るような授業構成としている。演習や実習は、それ自体が技術の実施（アウトプット）を目的とした授業形態であり、学生は技術のアウトプットをしながら、技術を修得することになるが、講義でも積極的にアクティブ・ラーニングを実施することで、能動的で主体的な学習を促すよう工夫している。

　アクティブ・ラーニングである授業は、課題を中心に学生が活動できるように構造化することが重要となる。ただグループにして、何の意図もなくグループ活動をさせても、学習効果が上がることはない。表面上、活動的な授業に見えるが、それ

はアクティブ・ラーニングとは言えない。意図的、目的意識的に学習目標を達成するための課題を設定し、授業全体に課題解決に向けた学生の活動を仕組み、活動するための課題明示によって見通しをつけた上で活動を促す。活動は、個人活動と集団活動を組み合わせ、設定した課題解決を行うようにしている。活動後は評価・振り返りによって、次の活動につなげる。

　具体的に説明を加える。まず課題であるが、課題には知識や技術を身につける（修得型）、考えを広げる（拡散型）、考えを深める（深化型）、多様な視点を引き出す（多面型）、作り上げる（制作型）、分かち合う（共有型）などがある。『看護の技術』では、修得型の課題が多いため、「知識や講義内容の理解を促すような課題」を設定し、その課題解決に向けた活動を授業内に仕組むようにしている。学生が修得するべき知識や技術は膨大であるが、アクティブラーニングによって、ほとんどカバーすることができる。一方通行の講義よりも、学生の学習意欲は高く、意欲的に授業に取り組む様子が見られる。授業後の学生の感想・意見は以下の通りである。

> ## 授業後の学生の感想・意見
> - 事前学習をしっかりしていたので、授業内での学習がスムーズに進んだ。
> - 事前学習が不十分だったので、もっとしっかり予習しなければならないと感じた。
> - 事前学習で分かったつもりになっていたことが、グループで話し合うことで、きちんとわかっていないことが分かった。
> - 予習の段階ではよくわからなかったことも、グループワークで理解が深まった。
> - 学習内容をグループワークで確認しあいながら進めることができたので、理解が深まった。
> - グループの人たちの考えも聞くことができた。自分とは違うことを考えていることがわかり、多くの考えがあることを知った。
> - 個人が考えたことを共有することで内容を深めることができた。
> - 自分では調べられなかったことも、メンバーが調べてきていたので、一人では知ることができなかった多くのことを知ることができた。
> - グループで話し合うことで、自分では考えもつかなかった意見がでて、内容について深めることができた。

　次に個人活動と集団活動についてである。個人活動とは、与えられた課題に

対して自分ひとりで考え、何らか
の答えやアイデアをつかむ作業
である。一方、集団活動とは、個々
の答えやアイデアをグループ全体
で共有し、その正誤や違いを吟味
し、メンバー全員が共通の理解
に達したり、一つの解答を導き出
したりする作業である。個人活動
は自己との対話で、集団活動は

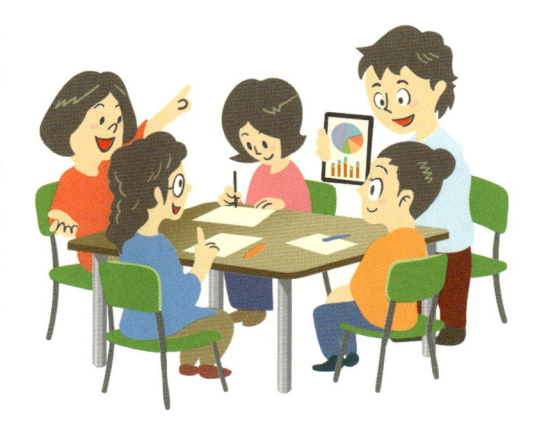

他者との対話になる。授業のための事前学習(予習)として個人活動をさせ、授業
では集団活動を中心にする。個人でできることは授業中にする必要はなく、授業
はみんなが集まるため、極力集団活動を重視する。しかし、授業内での集団活動
においても、グループでの話し合いに先立って学生が一人で考える時間、つまり
個人活動の時間をとる。学生一人ひとりが自己との対話をする時間を確実にとる
ことが重要である。ちょっとしたことではあるが、授業に先立ち事前学習を課すこ
とで授業中の理解度も上がり、個人活動を集団活動の前に入れるだけでも話し
合いの質が大きく変わる。学生の活動性がぐっと高まるのが実感できる。

　これらの活動を促すために、学生に対して活動の内容や方法についての枠を
与え(構造化)、スライドなどを用いて詳しく示す(課題明示)ことが必要である。そして
その活動には、協力するためのスキルやグループワークのためのスキルなど社会
的スキルが盛り込まれていることが重要になる。「何を、どのように、どこまで」する
のか、その時にどのような社会的スキルを使うのか、最終的にグループのメンバー
がどのような状態になっている必要があるのか(ワーク後に小テストをする、発表してもら
う)など先の見通し(期待される結果)を含めて具体的に伝える。そうすることで、
自分たちが何のためにこの学習をするのかが理解でき、安心して学ぶことができ
る。教示方法が悪いと、せっかく吟味した課題も仕込んだ活動も活きてこない。で
きるだけわかりやすく伝えることが重要である。

最後に、授業の評価・振り返りである。授業の最後に、授業全体のまとめをする。記録紙による振り返りや目標達成度の評価、今後の課題や授業後の復習など今後へ向けた活動の継続についての確認などを行う。グループ活動の振り返りや授業全体の振り返りをすることは大切である。授業の記録紙の中での記載内容や評価をもとに、学生の状況、グループの状況、動機づけなどを把握することができるため、その後の授業改善に役立てることができる。

2.講義

講義の授業構成

　講義は、「事前学習→導入→展開→まとめ→事後学習」で構成している。

(1)事前学習

　それぞれの技術項目について、1～2週間前に事前学習を提示する。授業で使用するレジメとレジメに基づいた事前学習内容を配布し、具体的に示す。事前学習の内容は、学習する技術に必要な解剖生理学的内容や既習の内容を中心とする。最低限指定のテキストは読み、重要な部分に線を引き、レジメに書き込む。わからない語彙や事項については、他の文献で調べる。授業中に、学習してきたことを他の人に説明できるレベルまで学習する。

(2)導入

　メンバー間の関係性作りと出欠、メンバーの体調、配布資料や教材など授業に臨む態度を整え、その日の学習目標の確認をする。1コマの見通しをつけるための時間である。グループで出欠の確認、事前学習の確認などを行う。この導入では、授業に向かう姿勢を整え、目標を確認し、積極的に授業に参加できるような環境を整える時間になる。

(3)授業の展開

授業は教授学習ユニット[10]を基本として展開する。

St1.授業内容の確認、説明

St2.話し合い課題の明示

St3.課題との対話(個人思考)

St4.仲間との対話(集団思考)

St5.理解の共有と対話

St6.まとめと展開

ステップ1は授業内容の解説である。10分から15分で解説できるように授業内容をコンパクトにまとめる。学生の集中力や解説する内容によって時間は調整する。事前学習を課している内容について、一つのまとまりを意識し、重要なポイントを解説する。

ステップ2は話し合い課題の明示である。解説した内容に関する課題を設定し、学生に話し合い課題と方法を提示する。考えや意見を出し合いながら話し合う課題や、解説内容の理解の確認など、とにかく学生が活動できるように、「何を、どのように、どこまで」するのか、課題と活動方法をわかりやすく示す。

ステップ3は課題との対話(個人思考)で、ステップ4は課題との対話(集団思考)である。活動のためには個人思考を大切にする。グループで話し合う前に、自分の意見や考えについて一人でまとめる時間を作ることで、他の人の前で発言できるようになる。事前学習内容を確認する場合は個人思考を省き、すぐに集団思考に入る。個人思考が終了し、話し合うための準備ができれば、ステップ4の集団思考に入る。教員は指示した方法で学生が活動できているか、話し合いが深まっているかなどをモニタリングする。話し合いが進まない場合は、その原因を探り、適切に対処する。もし、課題明示が不十分なために学生が活動できていないのであれば、活動を一度止めてでも再度課題と活動方法を明示しなおす。

ステップ5は理解の共有と対話である。ペアやグループでの話し合いが終了し

た後に、クラス全体で理解内容を確認し共有する。グループ内で解決できなかった疑問や質問を自由に発言するよう促す。ステップ1で解説した内容や深めてほしかったテーマなどについて理解を確認し、クラス全体で共有できるようにする

　ステップ6はまとめと展開である。必要に応じて教員が全体をまとめて、次のユニットもしくは次の授業につなげる。この教授学習ユニットは1コマの授業の中で数回繰り返しながら、授業を進める。

(4)授業のまとめ

　授業の最後5分から10分を使い、授業全体のまとめをする。質問紙による振り返りや目標達成度の評価、次回へ向けた予習課題の提示などを行う。

3.演習

　演習は、「事前学習→導入→展開：演習→まとめ→自己学習（技術の練習）」で構成している。

(1)事前学習

　それぞれの技術項目について、1〜2週間前に事前学習を課す。事前学習の内容は、技術項目についての手順、留意事項、根拠などである。テキストの内容だけでなく、動画や参考書などを用いて学習する。また、事前に技術のデモンストレーションや、動画視聴をする場合もある。そのうえで学生個々に「演習計画書」を作成する。これは看護実践の計画書でもあり、それぞれの技術の実施前に技術項目のイメージづくりとして行う。

(2)授業の展開

　授業は教授学習ユニット（演習版）を基本として展開する。

　　St1.：デモンストレーション、動画視聴

　　St2.：課題技術との対話（個人思考）

St3.：課題に対する仲間との対話（集団思考）

St4.：技術実践→評価→記録（集団活動）

　　　役割（患者、看護者、観察者）を交代して全員が時間内に技術演習

St5.：実践に対する仲間との対話（集団活動）

St6.：理解の共有

St7.：まとめと展開

　ステップ1は、技術項目に関するデモンストレーションや動画の視聴をする。事前学習として動画を視聴している場合は省くこともある。しかし、動画視聴だけでは不十分な場合もあるため、できるだけデモンストレーションをして、全体で技術

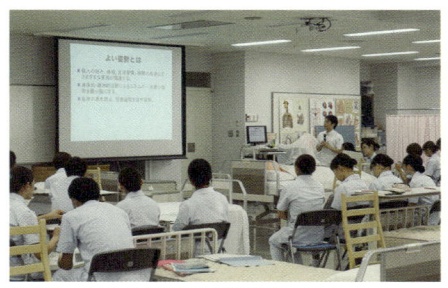

「ボディメカニクス」の講義風景
グループ学習に取り組みやすいようにグループごとに着席する。

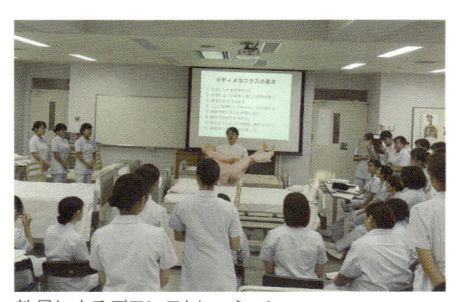

教員によるデモンストレーション

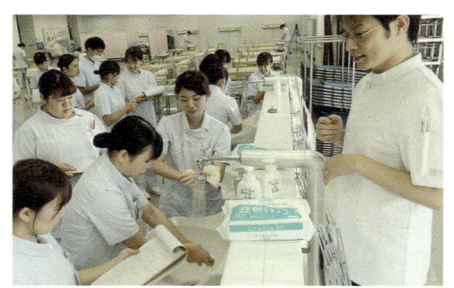

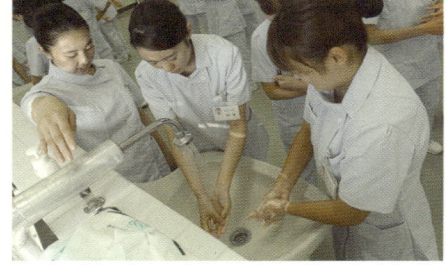

感染予防の技術「日常的手洗い」の演習
演習は基本的にグループ単位で活動する。学習者個々で事前に手順と根拠を記載された演習計画書を作成し、グループメンバーが実施する横で手順や留意点を説明しながらお互いに知識の確認を行う。教員は学習者の実施状況をみながら適宜、助言をする。

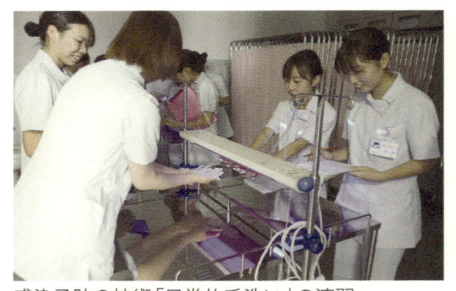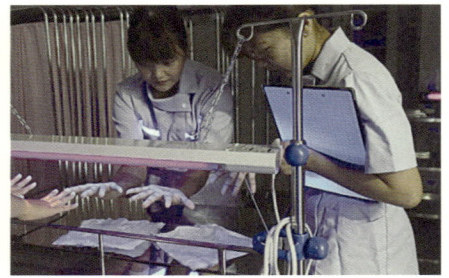

感染予防の技術「日常的手洗い」の演習
特殊なオイルを手に塗布して手洗いをした後、洗い残しがないかをペアで確認している。オイルが手に残っているとその部分が白く光る。

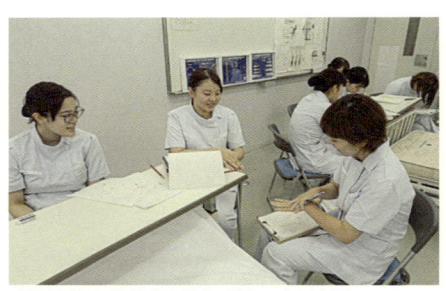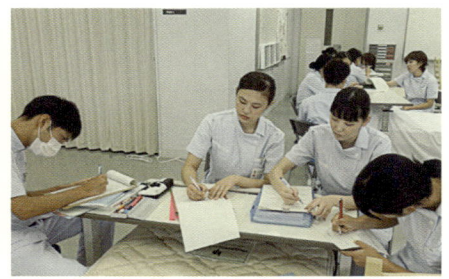

感染予防の技術「日常的手洗い」の演習
洗い残しの部分をスケッチし、自分自身の手洗いの方法を振り返り、改善点や留意点、今後の課題などをグループで考える。

のポイントを確認する。

　ステップ2は、演習計画書の内容を各自で確認することである。デモンストレーションを観ながら、計画書の内容について確認し、必要であれば各自が書いてきた演習計画書に追加修正をする。その後ステップ3で、グループメンバーでその内容を共有し、演習内容や技術のポイントを確認する。

　ステップ4は、技術演習の時間である。グループ内で、患者、看護師、観察者などの役割を決め、実際に技術の実施をしながら技術修得を目指す。この時間に全員が一通り技術の実施ができるよう、時間調整する。看護師役が技術を実施している間、他のメンバーは適宜手技の確認をしたり手順を確認したりしながら、看護師役の実施内容についてフィードバックをする。メンバーから客観的に指摘してもらうことで、正確な技術修得を促すことにつながる。また、メンバーは他人の実施

を観ることで、技術のイメージを作ることができる。教員はグループの間を回りながら、技術指導を行うと同時に、グループ全体で学べるようグループ活動を促す。

　ステップ5、ステップ6では、その日に実施した技術についてグループメンバーおよび全体で確認を行う。今後自己学習で技術練習をする場合にポイントとなる部分や間違いやすい部分などを全体で確認する。

　ステップ7は、まとめである。質問紙を用いた評価や今後の予定などを確認する。

(3)後片付け

　技術演習後は、各グループで使用した物品については、グループで片づけを行い、共通する物品や実習室の掃除については、時間ごとの掃除当番を決め実施する。技術は、準備から後片付けまでがセットであり、元のように戻す、次に使いやすいように片づける、整理整頓をするなど基本的な態度を身に着けることができるように促す。基本的な生活習慣として身についていない学生もいるため、細かい部分まで確認しながら指導する。

(4)自己学習

　技術の修得のためには、反復学習が必要である。授業時間内だけでは反復が難しいため、各自の空き時間を使って、技術練習を行う。自己学習もひとりで行うのではなく、グループで行うように促す。最終的にチェックテストによって技術修得状況を確認する。技術項目ごとにチェックリストを作成しており、そのチェックリストに基づいて、各自が自己学習をし、チェックテストを受ける。

(5)技術の評価

　知識面の評価は、筆記試験を実施し、技術の評価はチェックテストによって修得状況を確認する。チェックテストでは、一定レベルに達するまで再チェックを行う。

第3章.学生個々の状況に応じた技術教育に向けた取り組み－看護技術教育に関する研究の紹介－

　第1章でも述べているが、看護師は、技術を介して看護の対象となる人に看護を提供する。そして、この技術は、経験を重ねる毎に洗練され、熟練していく。看護師にとっての技術修得は、看護基礎教育課程で完結するものではなく、看護師となった後も生涯にわたり、自ら学び続け、刷新し続ける必要がある。以上のことから、本学基礎看護学領域では、学生が卒業した後も、自らの技術修得における性質を理解したうえで効率的に技術修得していくことができるような、看護技術教育を目指している。

　この章では、筆者らが取り組んだ3つの研究を紹介する。

　1つ目は最近の看護技術の教育方法に関する研究の動向を解明した研究である。公表されている看護技術の教育方法に関する研究論文を俯瞰することによって、最近の看護技術教育の傾向を知ることができる。

　2つ目は、タブレット端末の画面上に学習者映像と模範映像を同時に提示し看護技術を学習するシステムを開発し、その有効性を検証した研究である。模範映像を視聴し知識や技術を習得する方法は以前より行われてきた教育方法である。学習者の中には、模範映像を見ただけでは正確な技術を修得できない者が存在する。そこで筆者らは、自分の映像と模範映像とを見比べながら技術を実施することによって、自らの技術を客観的に評価できるのではないかと考えた。

　3つ目は、模範映像を視聴して技術を修得する学習方法に着目し、初学者の模範映像の見ている部位と技術修得状況との関係性を解明した研究である。模範映像の中には、必ず押さえる必要のあるポイントが存在する。筆者らは、模範映像を見ただけでは正確な技術を修得できない要因の一つに、模範映像注視部位の違いがあるのではないかと考えた。

　これより、3つの研究に関する目的と方法、結果、この研究から得られた示唆を説明する。

I.看護基礎教育における看護技術の教育方法に関する研究の動向

1.研究目的

　本研究の目的は、2011〜2015年の5年間に公表された看護基礎教育課程における看護技術の教育方法に関する研究の動向を明らかにし、効果的な技術教育の方法への示唆を得ることである。

2.研究方法

　研究対象は、2011年1月から2015年12月までに、医学中央雑誌Web版に掲載された「看護技術教育方法」に関する看護学研究とした。まず、医学中央雑誌Web版を用いて対象文献を検索した。検索語を「看護技術」「教育方法」、文献の種類を原著論文と会議録に設定。検索された文献のタイトル・要旨を概観し、看護基礎教育課程における看護技術の教育方法に関する文献、252件を選定した。データ分析は、看護教育学における先行研究分析を用いた[11]。対象文献を精読し、分析フォームを用いて対象文献をデータ化した。研究内容の要約として研究内容コードを作成した。対象領域、文献の種類等の記述統計値を算出した。また、研究内容の要約は、Berelson,B.の内容分析を用いて意味内容の類似性に従い分類しカテゴリネームを付けた。

3.結果

（1）研究の種類による分類

　　　専門領域は基礎看護学168件（66.7%）が最も多く、次いで成人看護学26件（10.3%）であった。文献の種類は原著論文12件（4.8%）、それ以外の論文149件（59.1%）、学会抄録85件（33.7%）であった。研究対象は看護学生216件（85.7%）が最も多かった。研究デザインは評価研究174件（69.0%）が最も多く、次いで調査研究48件（19.0%）であった。電子機器やインターネット等のICT活用は73件（29.0%）であった。

（2）研究内容による分類

　　　研究内容は252の研究内容コードから26カテゴリが形成された（図表7）。

4.この研究からの示唆

　2001～2009年に発表された看護技術教育に関する先行研究分析[12]との比較より、2011～2015年に公表された看護基礎教育課程における看護技術の教育方法に関する研究の特徴は以下の2点が見いだされた。

(1)ICT(Information and Communication Technology)を用いた教材に関する研究の増加

　ICTを用いた教材に関する研究が増加していた。この背景には、情報通信技術の発展に伴い、看護技術教育へICTを用いた教材を活用できるようになってきたことが挙げられる。さらに、研究内容は看護技術学習システムの開発にとどまらず、自己学習ツールとしてICTを他の教授方法と組み合わせ、より効果的・効率的に学生の看護技術修得を促す教授方法へと発展していた。

　筆者らも、現在、タブレット端末を用いた技術教育を実施している。学生の自主練習の状況をタブレット端末へ録画してもらい、自らの手技を自己評価する方法である。自分の手技を客観的に繰り返し見ることによって、できていな

図表7　2011～2015年に公表された看護基礎教育課程における看護技術の教育方法に関する研究

　　　　　　　　　　　　　　　　　　　　　　　　（　）内は文献の数を示す

1　e-learningによる看護技術学習システムの開発と評価(33)

2　模擬患者を導入した看護技術演習の評価(24)

3　従前とは異なる教授方法・教授内容の導入による教育効果(17)

4　学生が援助者・被援助者を体験する看護技術演習の評価(15)

5　学生間の相互作用を活用した看護技術教育の評価(14)

6　学生の看護技術修得に関連する要因(14)

7　看護技術の教材としての特性(14)

8　学年進行・学習経験累積に伴う看護技術修得状況(13)

9　映像を用いた看護技術自己評価の成果と自己評価を取り入れた技術演習の評価(13)

10　実習を想定した看護技術演習の評価(10)

11　看護基礎教育課程における看護技術の教育内容と教育方法の現状と課題(10)

12　看護技術修得過程における学生の思考・心理と行動(9)

13　卒業前に授業内外に実施する看護技術演習の評価(8)

14　事例を用いた看護技術演習の評価(7)

15　看護師が教授者として参加する看護技術演習の評価(7)

16　看護技術授業におけるICT機器を取り入れた看護技術学習に対する学生の評価とICT活用へのレディネス(7)

17　看護基礎教育課程における看護技術教育に関する研究の動向(6)

18　看護技術修得状況の適切な評価方法の検討(5)

19　自己学習や看護技術演習のために開発した学習教材と学習支援ツールの評価(5)

20　従前の授業の評価と評価に基づく改善の成果(5)

21　看護技術教育モデルの開発と評価(4)

22　看護技術修得に向けた学習活動のための測定用具開発(3)

23　e-learningと他の教授方法を組み合わせた看護技術学習システムと看護技術授業の評価(3)

24　熟練者の看護技術教授活動の特徴(2)

25　学生間相互作用を活用した看護技術修得のための授業外サポート体制の評価(2)

26　看護技術修得におけるポートフォリオ活用の効果(2)

い部分を具体的に理解することができる。これは自己評価力育成にも効果的である。ほかにも、タブレット端末を用いて模範映像と学習者映像を同時に見ながら技術修得をする教材も開発した。それは、次の項目で説明する。

このように、近年進歩の目覚ましい電子機器を用いた教育は、看護技術教育にも導入されてきていることが、この研究によって明らかとなった。

(2)臨床での技術と看護基礎教育課程で修得する技術との乖離の是正に対する取り組み

臨床での技術と看護基礎教育課程で修得する技術との乖離の是正に対する取り組みが行われるようになっていた。第1章でも述べているが、医療の現場で必要とされる実践能力と、看護基礎教育課程で修得する実践能力の乖離が問題視されている。

その乖離を少しでもなくす方向で、様々な技術教育が取り組まれていた。

一つは、模擬患者参加型演習である。模擬患者とは、ある疾患の患者の持つ特徴を可能な限り模倣するように教育を受け患者役を演じる人のことである。この模擬患者は、一般の人や医療者がなる場合が多い。この模擬患者に対して技術演習を行うことで、より実際の現場に近い状況での技術の実施が可能となる。この模擬患者参加型演習に関する研究が増加傾向にあった。

他に、臨床看護師が教授者として演習や講義に参加し技術教育を実施する取り組みである。これは近年新たに認める教育方法である。実際に現場で働く臨床看護師が、看護基礎教育課程での看護技術教育に参加することで、より現場に近い技術の教育が可能となる。この臨床看護師参加型教育が新たに取り組まれていた。

II.タブレット端末を用いた学習者映像と模範映像の同時提示システムの有効性
1.研究目的

本研究の目的は、タブレット端末を用いて、模範映像とカメラからの学習者映像とを同時に見ながら技術修得をするシステムを開発し、技術修得における有効

図表8　タブレット端末を用いた模範映像と学習者映像を同時に視聴しながら看護技術を実施する学習システム

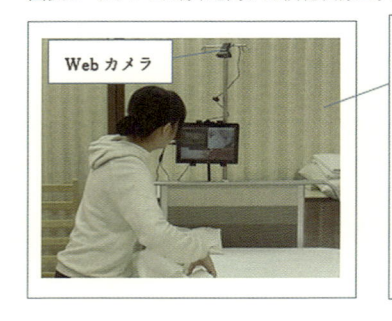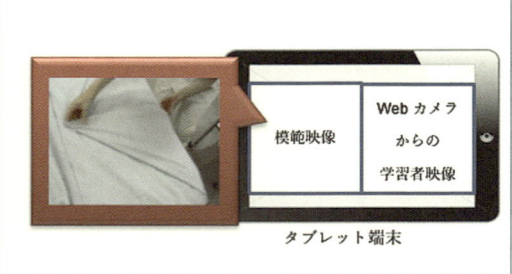

図表9　敷シーツの角作成

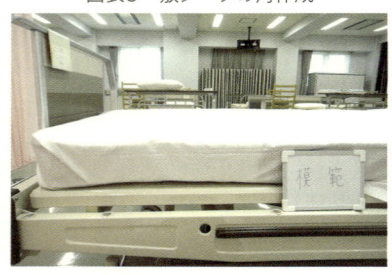

性を検証することである。

2.学習者映像と模範映像の同時提示システム

　学習者映像と模範映像の同時提示システムは、本学情報メディア学科の辺見一男教授に開発をしてもらった。開発したシステムを図表8に示す。システムに用いた看護技術はベッドメーキング技術の敷シーツの角作成である（図表9）。

3.研究方法

　本研究デザインは準−実験研究である。被験者は、看護技術未学習の看護系大学生22名とした。被験者を実験群と対照群に無作為に割り付け、実験群には開発したシステム、対照群には従来の模範映像のみを視聴する教育方法を用いて技術学習をしてもらった。すべての被験者にそれぞれの方法で10分間の技術練習をしてもらった後、技術修得状況を評価した。このプロセスを3回繰り返した。技術修得状況は、被験者が作成した敷シーツの角を写真撮影し、評価項目に沿って評価して判断した。評価項目は看護技術教育で用いられているテキストを参考に、次の4項目とした。①敷きシーツの三角の折り目が45°になっている、②シーツ中の重なりの上端が水平にマットレス上端に沿っている、③シーツにし

わができていない、④シーツの縦中心線がずれていない。

4.結果

　実験群と対照群における合計得点および評価項目得点を比較した結果、2群間に有意差を認めなかった。

　評価項目「②シーツ中の重なりの上端が水平にマットレス上端に沿っている」得点に関しては実験群の方が平均値および上昇した者の割合が高かった。

　一方、評価項目「③シーツにしわができていない」では対照群の方が平均値および上昇した人の割合が高かった。

5.この研究からの示唆

　今回の調査では、従来から用いられている模範映像のみを視聴する学習方法と比較し技術修得状況に差を認めなかった。その原因として、学習者の技術修得過程が影響していると考える。看護技術の修得過程には、「知る段階」、「身につける段階」、「使う段階」がある。このうち、学習者が模範と比較し自身の技術を評価する段階は「身につける段階」に位置すると考えられる。しかしながら、今回の研究では対象者は初めて見る技術に対して「知る段階」にとどまり、本来の目的であった学習者映像と模範映像との比較により自身の技術を評価し発展させていく段階にまで至らなかった可能性がある。以上のことから、技術の手順をある程度把握し正確に「形」を模倣していく「身につける」の初期から中期段階で、この方法を活用することによって、より効率的に技術を修得できる可能性がある。

　評価項目「②シーツ中の重なりの上端が水平にマットレス上端に沿っている」得点に関しては実験群の方が平均値および上昇した者の割合が高かった。「シーツ中の重なりの上端が水平にマットレス上端に沿っている」のような模範映像通りの正確な身体の動かし方を修得する必要がある手技に関しては、模範映像のみを視聴する学習方法よりも同時に学習者映像を視聴する学習方法の方が効果的であることが示唆された。

Ⅲ.看護技術初学者における技術修得度による模範映像注視部位の相違

　看護技術教育では教員が実施してみせるデモンストレーションや教員が看護技術を実施する状況を録画した模範映像の視聴など、視覚的に情報を得，模範と同じ身体の動きを学習する方法が用いられる。看護技術教育に携わる中で、デモンストレーションや模範映像と同じ身体の動きをする能力に個人差があることを感じる。そこで筆者らは技術の模倣のために用いられる模範映像の注視部位に違いがあるのではないかと考えた。

1.研究目的

　本研究の目的は、看護技術初学者における効率的な技術修得に向けた，技術修得度による模範映像注視部位の相違を明らかにすることである。

2.研究方法

　本研究デザインは準－実験研究デザインである。被験者は看護技術未学習の看護系大学生13名とした。

　実験に用いた看護技術は、初学者がまず初めに学習するもので、かつ修得に困難をきたす，実施時間が短時間である，合否の判定が明確にできるという4点から，環境の調整技術「ベッドメーキング」の中の「敷シーツのベッド角作成（Ⅱの研究と同様；図表8)」を選定した。

　実験の流れを図表10に示す。

図表10　実験プロセス

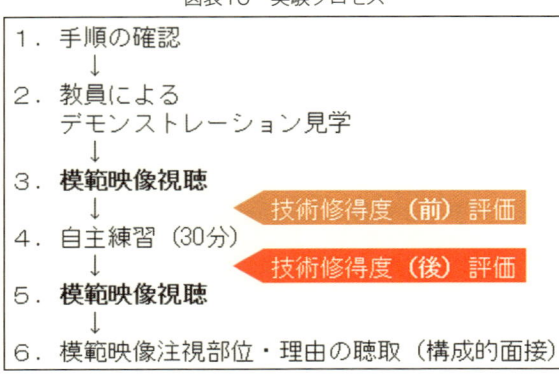

「敷シーツのベッド角作成」技術の手順を知識として習得してもらうために、手順書を用いて説明後（6分間)、3分間で対象者へ覚えてもらった。

　その後、教員が技術を実施しその様子を対象者にすぐそばでみてもらい、

「敷シーツのベッド角作成」を録画した動画を視聴してもらった。模範映像は約2分間の映像とした。

　模範映像と同じように技術を実施してもらい、作成したシーツを写真撮影した。この映像を用いて技術修得度を評価した。

　対象者へ模範映像を内蔵させたタブレット、手順書、敷シーツのベッド角作成に必要な物品(ベッド・シーツなど)を貸与し、30分間練習をしてもらった後、再度技術修得度評価を実施した。

　最後にもう一度模範映像を視聴してもらい、練習前と練習後それぞれで、模範映像のどの部分を注視したかとその理由を構成的面接により聴取した。

　技術修得度は対象者が作成したシーツを撮影した写真映像により客観的に評価した。評価項目は研究者間で検討し4項目とした。各項目を10段階により評価し, 得点が高いほど完成度が高いことを示す(40点満点)。評価は看護技術教育に従事した経験のある看護教員3名により行い、その平均値を被験者の技術修得度とした。

　技術修得度(練習後)から技術修得度(練習前)を引いた差分で、被験者を4群に分類した。前後ともに高得点群を「高高群」、前から後で上昇し、かつ差分が大きい群を「強上昇群」、差分が小さい群を「微上昇群」、前から後で低下した群を「低下群」とした。

　練習前と練習後それぞれで、模範映像のどの部分を注視したかとその理由は意味内容の類似性に基づきカテゴリ化した。

　4群における模範映像注視部位と注視理由を比較した。

3.結果

(1)被験者13名の自主練習前後での技術修得度の推移

　　自主練習前は5.33点から15.00点までばらつきがあったが、自主練習後はほとんどの被験者が12〜15点台に集約していた。

　　練習後から練習前の技術修得度を引いた差分の中央値は3.67、最大値は7.67、最小値は-0.67であった。

被験者13名のうち前後ともに高得点の15点以上であった「高高群」は1名、前から後で上昇しかつ差分が6.00以上の「強上昇群」は5名、前から後で上昇しかつ差分が4.00以下の「微上昇群」は6名、前から後で低下した「低下群」は1名であった。

(2)練習前後での模範映像注視部位と注視理由の4群間比較

　　この4群における模範映像注視部位を比較したところ、高高群と強上昇群と一部の微上昇群では、練習前は「手の動き」、練習後は「身体の動き」や「シーツの形」を注視していた。低下群では、練習前は「シーツの角・形」、練習後は「手の動き」を注視していた。

　　練習前の注視理由は、高高群と強上昇群と一部の微上昇群では、「手順を理解した方が修得しやすいと思った」、「模範映像通りに動けば上手にできると思った」という理由で「手の動き」に着目していた。

　　一方で、低下群と一部の微上昇群では「（その部分が）よくわからなかった」や「難しそうだと思った」という理由でその部位に着目していた。

　　練習後では、群に関係なく、「練習してもよくわからなかった」という理由でそれぞれの部位を注視していた。

4.この研究からの示唆

　　自主練習をすることで最終的に技術修得度が高値となった学生および練習前からすでに高値であった学生は、模範映像の「手の動き」を視覚的に修得した後、「シーツの形」や「身体の動き」など周囲へ視点を移行させ、技術の正確性をより高める行動をとっていた。一方で練習前後とも低得点であった学生は「難しそう」「わからない」という理由で漠然と見たい部位を視聴していた。模範映像視聴による技術修得では、「模範映像通りの手の動きの修得」など学生自身が目的意識をもって視聴することで、技術を効率的に修得できる可能性が示唆された。

　　一つ一つの看護技術には絶対にそれなくしては成立しないポイントが存在する。しかし模範映像を何度視聴しても、それらのポイントが学生にとって無意味なものとして認知された場合は記憶にも残らない。模範映像による技術修得には、

学生が可能な限り早い段階でその技術のポイントとなる動作を有意味なものとして認識できるような教育支援が重要となる。

まとめ

　以上が、最近取り組んできた研究の一部である。看護技術初学者における技術修得へ影響を与える要因には未解明の部分がまだまだ多く存在する。これからも引き続き研究に取り組み、学習者が自分の個別状況を理解した上で効果的に技術修得できるような教育方法の充実を目指していく。

引用文献

1 フロレンス・ナイチンゲール著,湯槇ます・薄井坦子他訳(2018)『看護覚え書－看護であること　看護でないこと－(改訳第7版)』現代社, p.14.
2 ヴァージニア・ヘンダーソン著,湯槇ます・小玉香津子訳(2018)『看護の基本となるもの』日本看護協会出版会 p.14.
3 日本看護協会『看護者の倫理綱領』
4 杉森みど里・舟島なをみ(2016)『看護教育学第6版』医学書院, p.79.
5 パトリシア・ベナー著,井部俊子監訳(2010)『ベナー看護論新訳版　初心者から達人へ』医学書院 p.21.
6 舟島なをみ監修(2017)『看護学教育における授業展開　質の高い講義・演習・実習の実現に向けて』　医学書院p.131.
7 見藤隆子他総編集(2011)『看護学事典』日本看護協会出版会, p.160.
8 『日本看護科学学会看護学学術用語委員会第9・10期委員会：看護学を構成する重要な用語集, 平成23年』
9 溝上慎一(2014)『アクティブラーニングと教授学習パラダイムの転換』東信堂
10 安永悟・長濱文与・永峯卓也「学生の変化成長と糸した対話中心の授業計画と展開法―協同学習の視点から―』『看護人材教育Vol4(3)』pp.2－8
11 舟島なをみ(2010)『看護教育学研究－発見・創造・証明の過程(第2版)』医学書院pp.100-146, 東京：.
12 金城忍(2011)「看護基礎教育における看護技術教育に関する研究の動向 ―2001年から2009年に発表された研究論文の分析を通して―」『沖縄県立看護大学紀要, 12』pp.105-112.

精神看護学を知る

看護学科　堂下　陽子

　精神看護学は大きく精神障害をもつ人の看護と健康な人の精神的健康の維持・増進への看護について教授する科目である。厚生労働省により看護師になるために必要な教育と内容が定められている保健師助産師看護師学校養成所指定規則(図表1)では、精神看護学は専門分野Ⅱに位置付けられている。それに基づき長崎県立大学看護学科の精神看護学領域では、精神看護学を「精神看護学概論」「精神看護学Ⅰ」「精神看護学Ⅱ」「精神看護学実習」の4つの科目で構成している。入学直後の1年前期から精神看護学概論が始まり、2年後期、3年前・後期に履修する科目である。精神疾患は多くの身体疾患と同様に生物学的、心理学的、社会学的なさまざまな要因が重なり合って誰もが罹りうる疾患である。そして身体疾患同様に日常生活上でのセルフケアである程度予防することも可能だ。この分野を学習することで学生が精神の健康を保つための知識や技術、態度を修得し、看護学生時代から自他の精神的健康に留意しながら生活することや、看護師になっても自分らしく専門職として仕事を継続できることを願っている。また、この分野は精神障害をもった人が希望するその人らしい人生を送っていけるように支援するための基礎的な知識や技術、態度を学ぶ学問である。それぞれの科目の内容を本学の学生を対象とした研究結果も示しながら紹介する。

図表1 保健師助産師看護師学校養成所指定規則

教　育　内　容		単　位　数
基礎分野	科学的思考の基盤	13
	人間と生活・社会の理解	
専門基礎分野	人体の構造と機能	15
	疾病の成り立ちと回復の促進	
	健康支援と社会保障制度	6
専門分野 I	基礎看護学	10
	臨地実習	3
	基礎看護学	3
専門分野 II	成人看護学	6
	老年看護学	4
	小児看護学	4
	母性看護学	4
	精神看護学	4
	臨地実習	16
	成人看護学	6
	老年看護学	4
	小児看護学	2
	母性看護学	2
	精神看護学	2
統合分野	在宅看護論	4
	看護の統合と実践	4
	臨地実習	4
	在宅看護論	2
	看護の統合と実践	2
合　　計		97

1. 精神看護学概論

　この科目は、精神看護学の目的や対象、精神の発達と健康との関係に関する基礎知識をふまえ、精神的危機に対する看護介入の必要性と援助方法について学ぶ。入学直後で看護専門科目もほとんど履修していない状況からスタートする。そのため、例え話の中で看護の基本的な技術の1つである清拭や足浴という表現を使用しても、学生は「何のことだろう?」という表情をする。そのような学生を対象として、いかにこの科目に対する関心を高め、教授内容の理解を深めるか、毎年試行錯誤している。この科目は、数年前まで2年前期に行っていた。しかし入

学直後の早い段階から看護学生が自らの精神の健康の維持・増進への興味関心を高め、心身の健康の維持・増進に向けたセルフケア行動を継続することが必要であるため、入学直後から開始している。内容は、「精神看護学の目的と対象」、「精神の健康と障害」、「精神のはたらきとパーソナリティー」、「援助職と感情労働」、「援助職のストレスに対する対処方法」、「リエゾン精神看護」で構成している。援助職のストレスに対する対処方法では、実生活でも活用できるようにマインドフルネストレーニングの呼吸瞑想法や、アサーショントレーニング、認知療法的記録法などを実際に行っている。

2. 精神看護学Ⅰ（精神保健福祉の法制度とケア論）

　この科目は精神医療・看護の歴史と法制度、人権擁護、及び精神機能と障害、患者—看護師の援助関係を促進する技術としての対人関係論について学習する。精神科医療・看護は人権擁護の観点から法制度との関係が深い。他科入院にはない入院形態や行動制限もある。看護を行うためには、対象者の安全と人権を守ることはもちろん、法律を理解し守ることは看護師自身を守ることにもつながる。さらに、精神障害により就労が困難になる場合もあり、経済的な支援や地域生活支援において、社会資源の知識も必要不可欠となる。このように、普段の生活ではあまり意識することのない歴史や法制度を学習する科目であるため、学生がイメージしやすいように視聴覚教材を使用したり、課題を自己学習やグループ学習をしたりすることで社会との関係により関心を高めることができるように工夫している。

3. 精神看護学Ⅱ（精神看護の実践と技術）

　この科目は精神疾患をもつ個人、家族に対する援助過程を理解するために、精神疾患の病因、病理、疫学、治療、検査、看護について教授し、看護を展開する方法について演習を通して学習する。実習前の科目で、実習に直接結びつく内容となるので、学生もこれまで以上に真剣に学習に取り組んでいる。この科目の

中では、精神障害をもちながら地域で生活している当事者による講義とロールプレイ演習が特徴であるため、以下に紹介する。

（1）精神障害をもちながら地域で生活している当事者による講義

　精神疾患と上手につきあいながら、地域で生活している精神障害者の方々からの講義を通して精神障害者のセルフケアの方法とリカバリーについて理解を深め、よりよい支援方法や内容について考えることを目的として、統合失調症をもつ当事者に講義を依頼している。当事者の方々は実習でお世話になっている地域活動支援センターを利用しているので、教員も顔見知りである。講義は90分間を3部構成で運営する。まず自己紹介から始まり、教員からの質問に当事者の方に答えていただく。当事者の方々の自己紹介は、自分の症状と生活とのかねあいを表現した自己病名の紹介から始まる。例えば、『統合失調症　自己暗示型　時々モヤモヤが出て困っちゃう病』『統合失調症　ラジオ型　静かにしてよ病』『統合失調症　お経型　ゆるんじゃいたい病』等である。教員の質問内容は、利用している地域活動支援センターの活動内容や活動の中で楽しみにしていること、精神症状の内容と生活への影響、対処方法などである。次に当事者の方々が普段からコンサートに向けて練習されている歌を、所長のギター伴走で披露する。この、歌を通した活動は、センターのある地域の大ホールで普段の活動の紹介と同時に地域の方々に精神障害を知ってもらうための年に1回開催されているコンサートとつながりがある。このコンサートは学生も任意でボランティアとして参加し、当事者の方々と一緒に手話つきの歌をステージで歌う。講義の中のミニコンサートでは先のボランティア経験者と、精神看護学領域のゼミ学生を中心に当事者の方と一緒に歌う。当事者の方々は普段から発声練習も含め歌いなれていて、学生の手拍子と共ににぎやかなミニコンサートが開催される。そして最後に、学生は20人程度の3グループに分かれて、当事者の方1〜2人と懇談会を行う。学生から当事者の方へ質問したり、逆に学生に質問をしたりもする。学生からは、休日の過ごし方や家族のサポート、生活する上で困っていること、趣味などについて質問がで

る。その質問に当事者も他学生も回答しながらすすめており、時折大きな笑い声も響き和やかな雰囲気である。

　講義前は精神障害の方の講義ということで、学生も緊張しているようだが、終了後には精神障害に対するイメージが180度変化している。精神疾患を患って

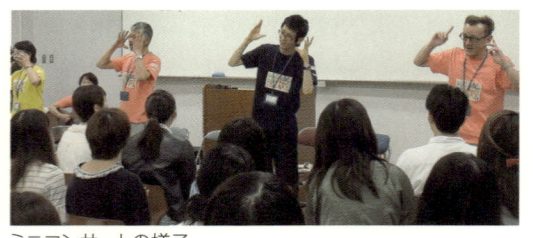

いても、このように明るく人前で話ができたり、自分の楽しみをもって生活できたりすることを実感するのである。

ミニコンサートの様子

（2）ロールプレイによる精神看護学演習について

　看護基礎教育の中で、診療の補助や生活援助などの看護技術は学内演習を通して修得するようにカリキュラムが組まれている。精神看護学で修得する技術は主に何らかの精神症状のある対象者やその家族へのケア及び対人関係を発展させる技術を学習する。そこで、実習で関わる頻度が高く、重要なケアとして、幻覚・妄想などの陽性症状のある対象者へのケア、無為、自閉などの陰性症状のある対象者へのケア、自殺念慮のある対象者へのケア、病識についてのケア、家族へのケアなどについて、ロールプレイによる学内演習を行う。ロールプレイとは、「役割（role）を演じること（playing）」（川野、1997：47）の意味で、精神看護学演習では精神症状のある患者役を演じたり、その患者をケアする看護師役を演じたりすることになる。援助対象者である患者役を演じることは、患者理解が深まり、患者の症状や気持ちを理解した上で必要な援助を考えることにつながる。

　学内演習では、学生は教員が作成した場面をもとに、事前学習として関連するDVDの視聴、文献による学習を行い演習計画を立案して演習に望む。演習当日は演習計画をもとに、3〜4人のグループに分かれてロールプレイを行う。ロールプレイでは、患者役、看護師役、観察者1（主に看護師役の学生の関わりのビデオ撮影役）、観察者2の分担をする。3分間のロールプレイを実施し、振り返りを行い、それぞれの

立場で意見交換を行う。

　学生がロールプレイ演習によって得られた学習内容と課題について紹介する。今回の分析の視点は、学生の看護師役の援助的コミュニケーションの場面の映像を通した振り返りである。学生は自分の表情や視線、話し方や動作といった自分自身が問題と捉える態度に気づき、その態度は患者との関係に影響することや、自分の改善点や課題として意識できていた。その改善点と課題を意識して次のロールプレイを行うことで、状況にあわせた表情や話し方ができるようになったり、話しを聞く姿勢に改善がみられたりしたことを自己評価できていた（重富、2017）。今後は技術の修得状況を評価できるチェックリストの導入や、ロールプレイ演習の実習での活用状況を明らかにすることが課題である。

4.精神看護学実習

　精神看護学実習は、精神看護学概論Ⅰ・Ⅱの系統的学習を前提に、精神医学的な問題をもつ対象を生活者としてとらえ、対象の自己決定能力に働きかけながら個別性のある看護が実践できる能力を養うこと、また対象を取り巻く保健医療福祉チームの連携と看護の役割を理解できることを目的として、2週間の実習を行っている。8日間病院等の臨地での実習、2日間は学内での演習である。8日間の臨地での実習の中で、7日間は精神科病院、そのうち半日は病院の訪問看護課での精神科訪問看護実習、1日間は地域活動支援センターでの実習を行う。

（1）精神科病院実習

　精神科病院実習では、学生1人につき1人の患者に学生の教育への協力を依頼する。学生は患者へ実習内容や個人情報の保護について説明後、患者からの同意を得て、実習指導者や教員の指導のもと患者のケアを行う。実習では患者との出会いから、関係の深まる時期を経て、別れという流れをたどる。精神看護学実習では学生自身の自己活用を通した患者との援助的対人関係を築くことが重要で、学生の自己活用を促すためにプロセスレコードを活用した学習が

特徴である。

　精神看護学実習の実習目標の1つとして、「精神医学的な問題をもつ対象に対し、個別性を捉えて自己活用しながら看護を実践できる」を挙げている。精神科看護では、患者との関わりにおいて、自分自身が技であると言われる。つまり、看護師の発する言葉だけではなく、看護師の人となり、価値観、言葉を発する時の表情、眼差し、態度、声の調子、立ち位置等全てが患者へのケアになる。とても大きなミッションのように感じられるが、精神看護学教育の中で自分自身が技となるための教育方法の1つとして、プロセスレコードを活用している。

　プロセスレコードは、アメリカの看護理論家であり「精神科看護の母」とよばれているヒルデガード＝E＝ペプロウH.E.Peplau（1909〜1999）が開発したものである。ペプローは、「病気で看護を受けた経験をとおして各人が何を学ぶかは、看護師個人の人となりによって本質的に異なる」「パーソナリティーの発達を促し、それを成熟の方向に育てていくのは看護および看護師の役割である」（ペプロウH.E.Peplau、1973：15-16）と主張した。そして患者だけでなく看護師自身も患者との関わりを通して成熟していくとある。さらに自己を知ることは看護という仕事を行う者には必要条件であるとして、患者との関わりの場面における患者─看護師関係の相互作用を客観的に振り返る方法にプロセスレコードの活用を提唱した。

　本学で使用しているプロセスレコードは、図表2の通りである。患者とのやりとりのある一場面を切り取って、その時の言葉をそのまま用いて振り返る記録様式である。患者とのやりとりの一場面を振り返ることで、自分自身の対人関係上の癖や、患者と関わる時の感情や思考を客観的にみるもう1人の自分の視点をもてるようになること、また患者理解を深めることを期待している。プロセスレコードとして取り上げる場面は、患者との関わりで何となくうまくいかなかったり、気がかりだったりする場面を取り上げ図表2の記録用紙に記載し振り返る。さらに他学生や実習指導者、教員も含めたカンファレンスで自分では気がつかなかった視点を得ることができる。

　学生が記載したプロセスレコードの記録の分析を通して、学生が学習した内容

と教育上の課題について紹介する。学生はコミュニケーションや関わり方について具体的な学びを深めていたり、1つのことで頭がいっぱいになる自分や気を遣いすぎてしまう自分の傾向について振り返ったりしていた。学生の学びはカンファレンスによって増加しており、カンファレンスで検討することは学生の学びを深めることにつながっていた。また学生の自己理解を促していくためには、カンファレンスでこれまで以上に学生の感情表出が図られるようにすることやグループメンバーがその感情を共感できるような働きかけの必要性が示唆された（堂下、2012）。

図表2 学生用プロセスレコード

日時： 月 日 曜日 時間 ： なぜこの場面をプロセスに起こそうとしたか			看護場面・周囲の状況	
対象者の言動・態度	学生が考えたり感じたこと	学生の言動	学生自身による振り返り	カンファレンス後の振り返り

（2）地域生活支援実習

　精神看護学実習の中で1日間地域活動支援センターでの実習を行っている。こちらの地域活動支援センターは、精神障害をもった人々が集いゆっくりと時間を過ごせるところで、楽しみながら作業を行う。和紙やステンドグラスで小物を作成したり、ビョーキかるたを作ったりして、バザーや併設している福祉のお店で販売する。実習は、午前中は当事者と一緒に作業をしながら交流し、一緒に昼食をとり、午後から懇談会という流れである。その懇談会では講義の時よりも、もっと内容は踏み込んだ質疑応答がなされ、当事者の数も多いので、幅広い内容となる。この懇談会は10年以上継続しているため、当事者の方々も慣れており、それぞれ話すことのできる内容を表現する。また答えたくない、答えにくい内容はパス

できる。懇談会に出席している当事者のほとんどが精神科病院、さらに閉鎖病棟での入院経験があり、状態の悪い時には保護室での入院生活を経験している。そのように病状が重かった人も、ここまで回復できるという回復イメージをもてることは、看護を行う上で重要である。

　以前同じ実習スタイルでお世話になっていた施設の利用者を対象に、懇談会も含めて当事者にとって看護学実習に参加することの意味について面接調査を行った結果を紹介する。当事者が看護学実習に参加することは、学生にさまざまなことを伝える機会となり、学生によって共感を得られることで会話を楽しめるようになったことが語られた。また学生との双方向的な会話を通して自己表現能力の向上につながっていた。さらに普段接することの少ない考え方や若い人との出

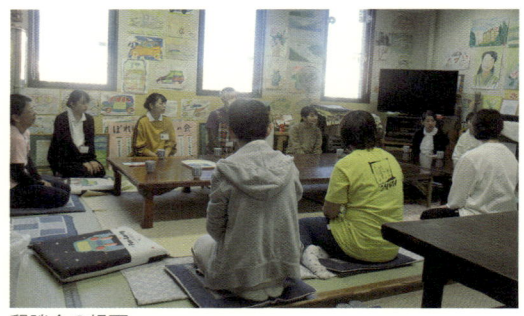

懇談会の場面

会いの場となっていることが分かった（堂下、2008）。今後は当事者が看護学生に講義や実習で自分の病気について語ることは、当事者が精神疾患をもちながら生きていく上でどのような意味があるのか明らかにしていきたいと考える。

（3）精神科訪問看護実習

　近年日本において精神保健医療福祉は入院治療から地域生活支援へと法整備が進められている。そのような中、地域で生活している精神障害者とその家族を支援する上で、訪問看護の果たす役割は大きく、訪問看護の開始前後の調査では、入院日数や医療費の総額の減少が図られることが報告されている（萱間、2005）（田中、1999）。同時に生活の場に直接かかわることができる訪問看護によって、精神障害者自身や家族の生活の質の向上や再発予防につながっている（緒方：1997）（渡辺：2000）（右京：1996）。

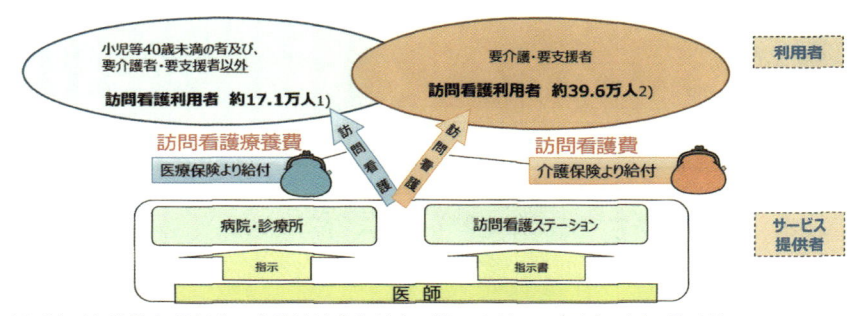

図表3　訪問看護の仕組み

○ 疾病又は負傷により居宅において継続して療養を受ける状態にある者に対し、その者の居宅において看護師等が行う療養上の世話又は必要な診療の補助をいう。
○ サービス提供は、病院・診療所と訪問看護ステーションの両者から行うことができる。
○ 利用者は年齢や疾患、状態によって医療保険又は介護保険の適応となるが、介護保険の給付は医療保険の給付に優先することとしており、要介護被保険者等については、末期の悪性腫瘍、難病患者、急性増悪等による主治医の指示があった場合などに限り、医療保険の給付により訪問看護が行われる。

（出典）厚生労働省,社保審－介護給付費分科会　第142回（2017（平成29）年7月5日）

　精神疾患は慢性の疾患で、退院した後在宅で生活する上で疾病と上手に付き合っていくことが求められる。しかし単身生活であったり、病気への理解が乏しかったりなどさまざまな理由から地域生活をする上で医療的な支援が必要な状態の精神障害者に対して、訪問看護が行われる。訪問看護とは、「疾病又は負傷により居宅において継続して療養を受ける状態にある者に対し、その者の居宅において看護師等が行う療養上の世話又は必要な診療の補助をいう」（図表3）となっている。訪問看護は、医師の指示書により病院や診療所もしくは訪問看護ステーションから訪問看護師が利用者宅に訪問し看護を提供する。費用は医療保険と介護保険により異なるが、利用者数は年々増加している。さらに、訪問看護ステーションの利用者の中で、「精神及び行動の障害」によるものは33％と他疾患より多い現状である（図表4）。

　以上述べたように精神障害者の地域生活支援における訪問看護の重要性から、精神障害者に対する訪問看護について理解することを目標に、半日訪問看護師に同行して実習を行っている。精神科訪問看護で提供される看護はほとんどがコミュニケーションを通して行われるため、学生は訪問看護師のコミュニケー

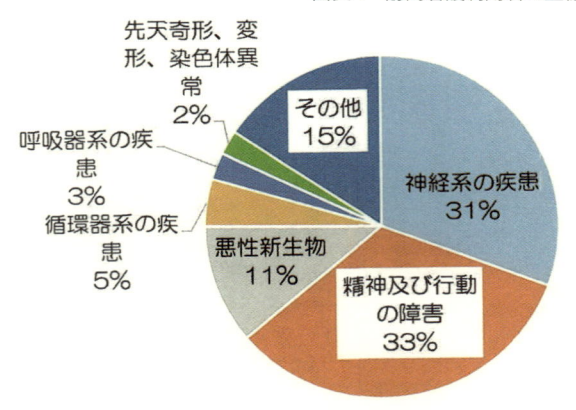

図表4　訪問看護利用者の主傷病

（出典）厚生労働省,中央社会保険医療協議会総会資料（2015（平成27）年11月11日p.68).

　ション能力の高さに感動して訪問看護から戻る。利用者の生活の場で看護師の利用者に合わせた関わりを学ぶことができるのも、訪問看護実習の良い点である。

　学生の訪問看護実習での学習内容と教育上の課題について紹介する。学生が記述したレポートを分析した結果、学生が考えた精神科訪問看護師の役割は、利用者のニーズにあったケアを行うための基盤となる〔利用者との信頼関係を築くこと〕、生命の確認から始まり、バイタルサインの測定を含む健康状態の確認や精神症状の観察により異常の早期発見につとめること、さらに服薬の確認や副作用の観察、日常生活に関することなどトータルに〔情報収集とアセスメントをすること〕、利用者や家族に対するケアの内容、ケアを行う時の訪問看護師の姿勢、ケアを行うことで得られる効果といった〔ケアを実施すること〕が挙げられた。同時に学生は実習を通して地域で生活している精神障害者や訪問看護についての理解を深めることができていた。しかしながら半日実習であり、利用者の多面的な理解やケアの全体像をとらえることが困難であることも明らかになった。訪問看護実習前と後の指導や記録用紙の改善、カンファレンス運営の工夫が必要であると示唆された（堂下、2011）。

以上看護基礎教育で教授している精神看護学全般について紹介した。精神疾患は表向きに語られることはあまりないかもしれないが、とても身近な疾患である。2011年、厚生労働省は地域医療の基本方針となる医療計画で重点的に取り組むべき課題として、がん、脳卒中、急性心筋梗塞、糖尿病の「4大疾病」に、精神疾患を加え「5大疾病」とした。5大疾病の中でも精神疾患患者数は392万人（2014（平成26）年、患者調査）と最も多い。実は身近に多くの人が精神疾患によって医療機関を受診しているという現状である。そのためこの科目を学習することは、自分自身が心身ともに健康的な生活を営んだ上で、看護専門職として精神疾患の予防を推進していくために重要な科目である。

参考・引用文献

右京チヨ・佐藤三枝子・茶谷知代他（1996）「精神科訪問看護を受けた精神分裂病者の予後について」『Quality Nursing、2(8)』pp. 56-63.

緒方明・三村孝一・今野えり子他（1997）「精神科訪問看護による精神分裂病の再発予防の効果の検討」『精神医学、39(2)』pp.131-137.

川野雅資（1997）『患者―看護師関係とロールプレイング』日本看護協会出版会.

萱間真美・松下太郎・船越明子他（2005）「精神科訪問看護の効果に関する実証的研究」『精神医学、47(6)』pp.647-653.

重富勇・堂下陽子（2017）「精神看護学演習のロールプレイ体験による学習効果と教育上の課題―視聴覚教材による振り返りに焦点をあてた検討―」『長崎県立大学看護栄養学部紀要、16(1)』.

田中智子・栗原福次・三浦米子他（1997）「松沢病院における訪問看護の効果に関する研究」『東京都衛生局学会誌、103』pp.344-345.

堂下陽子・小川るみ・山﨑不二子（2011）「精神科訪問看護実習における学生の学習内容と教育上の課題」『長崎県看護学会誌、7(1)』pp.17-25.

堂下陽子・中村真理子（2012）「精神看護学実習におけるプロセスレコードを活用した学生の学習内容と教育上の課題」『長崎県看護学会誌、8(1)』pp.1-8.

堂下陽子・山﨑不二子（2008）「精神障害者社会復帰施設を利用する当事者が看護学実習に参加することことの意味と教育上の課題」『長崎県看護学会誌、5(1)』pp.27-35.

E.Peplau :Interpersonal Relations in Nursing,1951,稲田八重子監訳(1973)『ペプロウ人間関係の看護論』医学書院, pp.15-16.

渡辺美鈴・河野公一・西浦公朗他（2000）「精神科の訪問看護を受けている精神障害者の再入院に影響を与える要因について」『厚生の指標47(2)』pp.21-27.

島の保育所(園)における感染予防対策に関する健康教育の効果

看護学科　中村　鈴子

「皆さん、10年前のインフルエンザ大流行を知っています?」

2009年4月下旬、メキシコ合衆国(メキシコ)より発生した新型インフルエンザAウイルスが世界的な猛威を振るい、感染者は年齢を問わずに広く全世界に流行した。米国疾病予防管理センター(Centers Control and Prevention : CDC)によると初期の新型インフルエンザの症例は、学校の児童生徒であり、初期段階での情報では、多くの健康な若年成人が急激に進行する肺炎で入院するような状況であった。2009年5月、CDCから「幼稚園から高校生及び保育園における新型インフルエンザに関するガイドラインが」出され学校や保育施設での感染の拡大を抑える手段として、感染した児童・生徒・学生や職員の早期探知、体調不良の児の自宅待機、咳エチケッツト、手洗いの励行が推奨されていた。

感染症の予防対策には、CDCや世界保健機構(World Health Organization: WHO)が提唱している手洗いの励行が有効である。筆者は、以前、メキシコ科学技術省と日本との交換留学生としてメキシコ厚生省に1年間派遣されていた関係上、メキシコの衛生状況等は良く理解できていた。この新型インフルエンザの流行を予防するには、幼児期からの手洗いを習慣づけることが重要であると考えている。抵抗力の少ない子どもにとって感染を予防するためには、手洗いの方法を確実に身につけさせることが重要である。特に幼児は、成長発達段階の途上にあり、健康な日常生活動作を身につける時期でもある。この幼児期の急速な成長・発

達段階時期でもあり、特に手・足の動き、脳の発達は、著明である。より健康な日常生活動作を身につけるには、幼児期に知識の習得、態度、行動の強化・変容が必要となる。手洗いの方法を身につけることは、幼児期の手洗い体験を通して、将来の自己の健康に増進に必要な対処能力（ライフスキル）を身につける教育となりえると考えている。

　しかし、4歳～5歳児を対象とした効果的の手洗い指導法を検討の実践報告はあるが、1年間を通しての教育した研究がないために2009年より取り組み始め現在に至っている。当大学に2017年4月に転勤し、「島の保育所（園）における感染予対策に関する健康教育の効果」をテーマとし現在取り組んでいる。

1.研究

（1）研究目的
　島の保育所（園）における幼児を対象に感染予防対策に関する健康教育を実施し、島における幼児への健康教育方法を確立する。

（2）研究の意義
　幼児期は、成長・発達段階で生活習慣を確立する土台となる時期でもあり、健康保持増進に必要な対処能力（ライフスキル）を合わせて指導することにより、島の保育所における幼児期の子どもが体験を通して日常生活動作（手洗い）を身につけていくことが期待される。

（3）研究方法
①研究デザイン　量的研究

②研究対象

　②-1 対馬市、壱岐市、五島市の各市2か所保育所（計6ヵ所）幼児200名

　②-2 保育所（6ヵ所）の幼児の保護者200名

③研究期間：2017年9月～2019年3月

　調査期間：2017年9月～2018年12月（各年2回）

④データの収集方法

6ヵ所の保育所長に研究の説明をし、同意を得る。保育士への説明書及び幼児の保護者への説明書並びに保護者への調査用紙を依頼する。

　④-1　各保育所で実施した健康教育で使用した幼児の手洗いの結果の図（幼児の手の図：手のこう、手のひら）図表1.2参照

図表1　幼児の手のひら　　　　　　　　図表2　幼児の手のこう

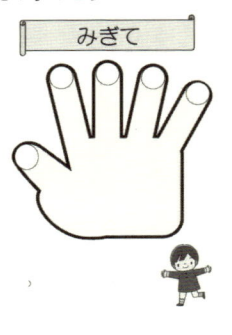

　④-2 保護者への質問紙調査（無記名自記式留置法）

　　保育所に設置した鍵のかかる箱に投函を依頼する。

⑤データ分析方法

　　保育所における年2回の調査結果と2017年と2018年の有意差を検定する。

（4）倫理的配慮

　県立大学シーボルト校一般研究倫理審査委員会の承諾を得た。

　2017年8月22日　　長崎県立大学倫理審査委員会承認番号　　　319

　2018年7月1日　　長崎県立大学倫理審査委員会承認番号　　　342

　以上の研究計画書をもとに昨年12月まで3つの島で（6保育所）実施し、現在2年目の実施中である。

　昨年の手洗いの健康教育の結果は、研究者の長期入院の為にデータ入力ができずに、結果はまだであるが、壱岐市の保健所からは、幼児のインフルエンザの報告がなく、学校閉鎖もない状況が報告されている。

　では、研究方法について述べる。3つの島（五島市、壱岐市、対馬市）の各2ヵ所の保

育所の園長に研究目的方法等を説明文書と共に依頼した。通園している保護者へは、依頼文書と共に子どもへの手洗い調査の進め方についての(図表3)と質問紙調査用紙を依頼した。保護者への質問調査用紙は、1回目の園児への手洗いの健康教育前と2回目の健康教育後に保育園をとうして無記名自記式とした。

図表3　母親への研究方法の説明

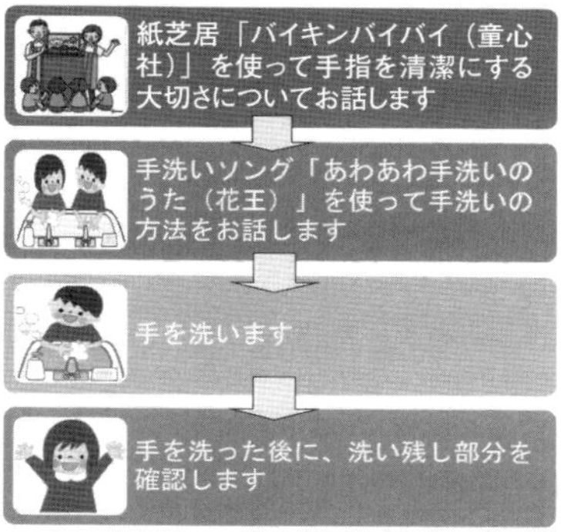

紙芝居「バイキンバイバイ（童心社）」を使って手指を清潔にする大切さについてお話します

手洗いソング「あわあわ手洗いのうた（花王）」を使って手洗いの方法をお話します

手を洗います

手を洗った後に、洗い残し部分を確認します

　通園している子ども(3歳児、4歳児、5〜6歳児)には、「手洗いの方法を学ぶこと」を説明して開始している。

「子どもへの手洗い健康教育」

①各保育所の子ども(3歳児、4歳児、5〜6歳児)を一堂に集めて、何故手を洗うのかが理解できる紙芝居(バイキンバイバイ)を使用して研究者が演じる。

②手洗いの方法を指導する。手洗いソング「あわあわ手洗いのうた(花王)」を使用した手洗いのデモンストレーションを演じる。その後に「あわあわ手洗いのうた」のCDを使用して研究者と共に楽しく歌いながら行う。

③グリッターバグローション(蛍光塗料)を子どもの手に塗布する。

④手洗い場で、ローションをつけている手をせっけん(ポンプ式せっけん)であわあわ手洗い方法で洗い、その後に洗い残し部位をブラックライトで洗い残し部位(蛍光塗料が残っている部位)を子どもと共に確認して図表1・2に記入する。洗い残し部位をなくすには、洗い方の工夫等を子どもに指導する。

⑤全員手洗い終了後に全体によくできているよい点を伝え、洗い残し部位の多い部位については、どの洗い方をするのが良いかを指導する。

⑥いつに、どんな時に手を洗うのかを子どもに確認する。

⑦子どもに、本日の手洗いの方法や図表1.2を渡して母親に報告するように指導する。

図表4　保育園・幼稚園の配置

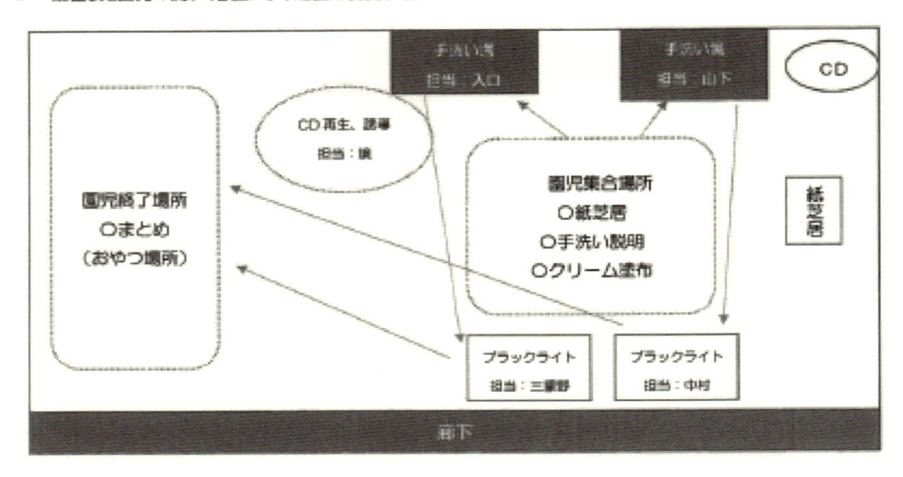

「クラスの担当保育士に依頼すること」

⑦-1　子どもの手洗いの結果(図表1・2)は、各クラスの担当保育士に渡し、各クラスの傾向や個人の状況を意識して、今後の毎日の生活の中で生かすように依頼する。

⑦-2　図表1.2は、保護者に子どもを通して返却するように依頼する。

このような方法で子どもたちに健康教育を実践している。昨年を振り返ると各保育所での2回目には、子どもたちは、歌を覚えていて同じ紙芝居でもしっかりと聞き、熱心に取り組んでいた。2018年は2年目となり、ロタウイルスや夏風邪、消化器症状が流行する時期前、7月に6ヵ所の全保育園に健康教育ができた。昨年と比較すると、子どもたちは、元気よく研究者を迎えて手洗いの方法も、歌も覚えていて、楽しく健康教育に参加している。保育園の職員も手洗いの歌を昼食前に流して意識させている保育園もある。今後は、2018年度の2回目である11月中に6ヵ所の全保育園の手洗いが終了する予定である。このデータを昨年と比較して2月の学会に発表予定である。

2.地域を結ぶ地域連携事業

（1）昨年の8月からこの研究とは、別に長崎市の幼稚園、保育所からの依頼を受けて幼児の健康教育を行っている。

①2017年8月2日ざぼんちゃん浜の町店（保育園）18名

　当大学教員（高崎亜沙奈）、国際医療福祉大学（土橋）筆者で健康教育実施

②2017年8月8日学校法人百合の園学院認定子ども園　30名

　当大学教員（三重野愛子）、筆者看護学生3・4年生4名の協力で子どもへの健康教育を実施（図4参照）

③2018年8月8日ざぼんちゃん浜の町店（保育園）30名

　当大学教員（高崎亜沙奈）、筆者、看護学生4年生2名の協力で子どもへの健康教育を実施

　次に、2018年度長与町役場と長崎県立大学の連携事業として、「幼児の手洗い健康教育」を立ち上げている。

（2）長与町役場と長崎県立大学の連携事業

　5月中旬、長与町役場子ども政策課母子保健係長藤吉氏とどのようにすると長与町の保育園・幼稚園・子ども園に伝達できるかを相談した。5月下旬の園長会（園長12名）にこの事業の説明する時間を15分依頼して、筆者の研究並びに長年実施した手洗いの健康教育のビデオ（10分）視聴してもらい、依頼した。下記は依頼文書である。

【依頼文書】

町内保育園・認定子ども園各位

長与町役場　子ども政策課

課長　村田　ゆかり

【目的】長与町にある保育園・幼稚園・認定の幼児を対象に、手洗いの健康教育を行い、幼児が手洗いの方法を獲得すること

【実施内容】幼児への健康教育「紙芝居、手有野方法、手洗いの実施、手洗いの後の残し部位の確認」を通して、幼児が手洗い方法を身につける指導を行う。

【対象】幼児：3歳児（年少児）、4歳児（年中児）、5歳児（年長児）のうち園からの希望により実施。約30名

【期間】2018年7月〜8月、10月〜11月　午前もしくは午後（約1時間半）各園と日程調整を行い、実施する。

【担当】長崎県立大学シーボルト校　看護栄養学部看護学科　筆者
　　　　長与町役場子ども政策課母子保健係　藤吉　有美

　尚、日程調査は、FAXにて長与町役場子ども政策課母子保健係長藤吉　有美氏へ連絡するように計画した。

　7月11日より開始して11ヵ所終了している。

【実施保育園・幼稚園・認定子ども園】
　①7月11日（水）AM：のぞみ保育園（幼児42名）
　②7月30日（月）AM：おおとり保育園（幼児50名）
　③7月30日（月）PM：わかば保育園（幼児37名）
　④8月7日（火）AM：あじさい保育園（幼児54名）
　⑤8月7日（火）PM：長与保育園（幼児30名）
　⑥8月8日（水）AM：高田保育所（幼児32名）
　⑦8月8日（水）PM：道の尾保育園（幼児20名）
　⑧8月9日（木）PM：めぐみ保育園（幼児29名）
　⑨10月19日（金）AM：フレンド幼稚園（幼児148名）
　⑩10月22日（月）AM：ひかり保育園（幼児34名）
　⑪11月8日（木）AM：あやめ幼稚園（幼児27名）

　長与町の461名の幼児に健康教育が終了した。

　実施する中で、保育園との打ち合わせ、人員の確保と多くの時間を要した。

　7月11日は初回で対象幼児45名と多いため、役場保健師2名、母子保健推進員3名、看護学生4年1名、保育園保育士6名で協力して実施した。初めての健康

教育でもあり、子どもたちも歌を歌い手の洗い方の順番も覚えて楽しんでいた。子どもたちの手洗いの結果は、手のこう（亀さんあらい）が残り、指の間（お山）、爪の間（おおかみ）の洗い残し部位が多かった。手洗いの図には洗い残し部位がない子どもには、「ドラえもんのスタンプ：よくできましたね」を押し、洗い残し部位が多い子どもにも「ドラえもんのスタンプ：がんばったね」を押して、子どもが次も頑張ろうという意欲を持つようにしている。保育士は、これからも手洗いに取り組みたい。曲をダウンロードして流したい」などの意欲があり子どもたちにも保育士の方々にも健康教育になっている。母子保健係より、手洗いのポスターを3部各保育所に配布して啓蒙に努めている。

　筆者から、子どもたちに本日行ったこと（手洗いの健康教育）を家に帰り保護者に話すようにと伝え、手の図（ドラえもんのスタンプが押してあるチェック表）も保育士から親に渡すように依頼している。その後の数か所の保育園・幼稚園実施していくうちに、デモンストレーション後に蛍光ローションをつけ手洗いの実際を各クラスの担当保育士に依頼して行った。子どもは、担任の保育士の手洗い結果（白い部分）に意識が行くため、どうするとよいかを考え、熱心に取り組むようになった。長与町内にある保育園・幼稚園・子ども園（11施設）の子どもたちが元気で健康を維持していけるように、今後も連携授業として継続していきたいと考える。

参考文献

WHO編（1997）「ライフスキルプログラム」．
川端徹郎編（2005）「健康教育とライフスキル学習」．
吉村　章（2008）「幼稚園児に対する手洗いセミナーの試み」．
佐藤公子（2009）「4〜5歳児を対象とした効果的な手洗いの指導法の検討」．
佐藤公子（2011）「保育園における幼児の手洗い能力の評価」．
大久保耕嗣（2013）「保育園における手洗い教室の実施と幼児の手洗い能力の評価」．
山内三帆（2014）「保育園児への歌を用いた手洗い指導プログラムの効果」．
中村鈴子（2014）「保育所における感染予防対策に関する健康教育方法の検討」．

第III部
看護師に求められる役割と課題

高齢者の自立支援を担う回復期リハビリテーション病棟看護師の役割と課題

看護学科　山口　多恵

　本稿の目的は、多職種連携のもと高齢者の自立と在宅復帰支援を使命としている回復期リハビリテーション病棟における看護師の役割について述べ、今後の課題について考察することである。

1.日本の介護保険制度と医療の現状

(1) 回復期リハビリテーション病棟の概要

　2017年10月1日現在、日本の65歳以上の高齢者人口は、3,515万人となり、高齢化率も27.7%となった。「団塊の世代」が75歳以上となる2025年にはさらに増加し、その後も高齢者人口は増加傾向が続き、2042年に3,935万人でピークを迎え、国民の医療や介護の需要が更に増加することが予測されている。また、介護する者も高齢者という、高齢者が高齢者を介護する現象を招いていること、介護者の心身の負担が大きいこと、若い世代のライフスタイルの変化や親を扶養するという価値観が変化していること、出生率の低下により将来の介護の担い手の確保が期待できないことなどが、今後増加する介護の問題をさらに深刻化させている。

　このような問題に対する国民の不安や負担を解消するために、社会制度として2000年4月から介護保険制度が施行された。同年、第4次医療法改正に伴い、世界的に類を見ない寝たきりの防止と在宅復帰の促進を目的とした回復期リハビリ

テーション病棟が日本の医療システムに新設された。

回復期リハビリテーション病棟ができるまでは、急性期と慢性期の患者が同じ病棟に混在する傾向にあったため効率的・効果的なケア体制が十分ではなく、入院医療に依存するため在宅ケアがあまり育まれなかったという社会的背景がある（石川, 2005）。厚生労働省（2013）は、2025年を目途に、高齢者の尊厳の保持と自立した生活支援の目的のもと、可能な限り住み慣れた地域で、その人らしい暮らしを人生の最期まで続けることができるよう、地域包括ケアシステムの構築を推進している。高齢者がよりよい健康状態と高い生活の質（Quality of Life）を保ちながら地域社会で尊厳ある生活を送るためには、介護予防とリハビリテーションの充実が柱となる。介護保険による維持期（生活期）のリハビリテーションの推進、2025年を見据えた地域包括ケアシステムの推進が国の主要施策に掲げられている中で、在宅復帰を支援する回復期リハビリテーション病棟へ寄せられる期待は大きい。

（2）回復期リハビリテーション病棟の動向

回復期リハビリテーション病棟は、脳血管疾患または大腿骨頚部骨折などの疾患で急性期を脱しても、まだ医学的・社会的・心理的なサポートが必要な患者に対して、多くの専門職がチームを組んで集中的なリハビリテーションを実施し、患者が心身ともに回復した状態で自宅や社会へ戻ることを目的としている病棟である（回復期リハビリテーション病棟協会,2016）。新設当初の病棟・病床数は、全国で87病棟4,019病床であったが2017年3月までに1,804病棟80,814棟病床にまで増加している。

回復期リハビリテーション病棟の現状と課題に関する調査報告書によると、入院患者の原疾患は、脳血管疾患が47.0％、整形外科疾患が44.6％、廃用症候群7.0％、その他1.4％と報告されている。病棟では、脳血管疾患の後遺症による身体が動かしにくくなる麻痺や言葉が話せなくなるという失語などのいわゆる高次脳機能障害、整形外科疾患により体を動かしにくくなるという身体可動性障害のある患者が機能回復のために疾患の特殊性を重視したリハビリテーションを医

師や看護師・作業療法士・理学療法士・言語聴覚士の指導のもと実施している。

回復期リハビリテーション病棟は、専任の医師1名以上、専従の理学療法士2名以上及び作業療法士1名以上が常勤配置されている。また、薬剤師、栄養士、介護士、社会福祉士など多職種が患者のケアにかかわり、訓練室から病棟にリハビリテーションの中心を転換し（石川,2001）、病棟内日常生活動作訓練や、チームによるリハビリテーション実施計画の立案と患者・家族への説明と同意が重視されている（近藤,2004）。

多職種チームは急性期の治療を終えた患者を早期に受け入れ、疾患の管理をしながらリハビリテーションを提供し患者のQOLの向上と日常生活動作の自立を目指し、尊厳ある生活を送ることができるように支援している。

急性期医療施設ならびに後方施設との連携、生活期リハビリテーションの充実、患者の住宅環境の把握など、幅広い分野と連携機能を担っている。

（3）リハビリテーション病棟における海外と日本の入院期間の違い

海外の脳卒中患者のリハビリテーション病院における平均在院日数は20日未満と言われている（井口,2012）。一方、日本の回復期リハビリテーション病棟の入院可能期間は、脳血管疾患150～180日以内、大腿骨等骨折や廃用症候群90日、大腿骨等神経損傷60日と規定されており、平均71.9日と報告されていることより、入院期間は海外に比べて約3倍長いことがわかる。また、疾患の特性に応じた効果的なリハビリテーションの提供ができるように、脳卒中、下肢の骨折、術後の廃用症候群などに対象疾患が限られているところも海外のリハビリテーション病棟と異なる部分である。このように、日本では急性期病棟から回復期リハビリテーション病棟へと順次移行し、診療報酬で定められた入院期間内に疾患の特殊性に合わせたリハビリテーションを集中的に行うことが可能となっている。そのため、回復期リハビリテーション病棟の看護師は、急性期の病状を管理しつつも地域で生活する慢性期（生活期）の患者を想定した看護実践が求められる。さらに退院後に在宅生活を継続するための支援を受けられるよう他の専門職種へケア

を繋ぎ、病院完結型の看護に留まらず地域・在宅へと視点を拡張した看護実践の提供が不可欠となる。

2.回復期リハビリテーション病棟の課題

（1）病床数の地域格差と人員不足

　回復期リハビリテーション病棟の総病床数はおおむね順調に整備されてきた（石川, 2001）。しかし、都道府県別に人口10万人当たりの病床数をみると、九州・沖縄は93（対10万人）、四国では89（対10万人）と十分整備が進んでいるが、関東は46（対10万人）、東北では49（対10万人）と全国平均の60（対10万人）を下回るという地域格差が存在していることが課題である（石川, 2013）。

　医師の人員に関する課題としては、リハビリテーション専門医不足がある。日本リハビリテーション医学会の推計によると、2017年6月現在のリハ専門医現在数は2,273人であり、必要数は3,078〜4,095人と推計されているため未だ不足している状況にある。

　看護師数は諸外国と比べても決して引けを取らない状況にあるが、100床あたりの看護職員数は日本78.9人、アメリカ371.4人、ドイツ138.0人であり（厚生労働省,2012）、諸外国に比べて100床当たりの看護師数が少ない状況である。また、回復期リハビリテーション病棟で働いている日本の看護師は全看護師145万2,635人のわずか2％と推定されている（日本リハビリテーション看護学会,2014）。このように限られた資源のなかで、個人のスキルとチームのスキルを共に向上することがケアの質を担保するための課題となる。

　作業療法士・理学療法士・言語聴覚士の数は2000年の約4万5,000人から2012年の約17万9,000人へと12年間で4倍に増加していることより量的には満たされてきている。一方で、回復期リハビリテーション病棟に勤務するセラピストは、入職5年未満の経験の浅いスタッフが多い（石川,2013）ことより実務経験を重ねながら行う教育の必要性が課題となっている。

（2）中堅看護師を対象としたリハ看護教育がなされにくいという教育体制の課題

①回復期リハビリテーション病棟看護師の経験年数の特徴

　回復期リハビリテーション病棟に所属する看護師の76.2％が看護師経験年数は5年以上あるが、82.0％の看護師が回復期リハビリテーション病棟の経験が5年未満である（回復期リハビリテーション病棟におけるケアの質に関する調査報告書,2012）。このことより、回復期リハビリテーション病棟の看護師は、看護師としての経験は中堅以上であるが、回復期リハビリテーション病棟の看護師としては経験が浅いという特徴があることがわかる。

　中原（2017）は「鈴木（2014）によれば中途採用看護師たちが経験者であるため、組織参入時、特に支援もなく任されてしまうことや経験者であるために質問しにくいなどの課題が起こる」と述べた上で中途採用者は新卒採用者と異なり、組織や職場から自律のための手厚い支援が必ずしも受けられるわけではないと述べている。

　回復期リハビリテーション病棟の看護師の経験年数の特徴から、回復期リハビリテーション病棟の看護師は、配置転換あるいは中途採用によって回復期リハビリテーション病棟に従事している可能性が考えられるため、新たな組織参入時の前述のような問題をはらんでいることが推察される。

　このように回復期リハビリテーション病棟の経験が短い看護師が多いという特性を踏まえると、必要な教育的要素には、リハビリテーションに従事する医療者としての基本姿勢、チームの一員としてのマネジメント能力、リハビリテーション看護に特化した専門的知識・技術があげられる。

　回復期リハビリテーション病棟協会は、看護師免許取得後に実務経験を通算5年以上有し、回復期リハビリテーション病棟の実務経験を1年以上有する看護師を対象に回復期リハビリテーション看護師認定コースを設置している。また、療法士免許取得後実務経験を8年以上有し、回復期リハビリテーション病棟実務経験を1年以上有する療法士を対象にセラピストマネージャー養成コースを設け

て人材育成を図っている。

②回復期リハビリテーション病棟におけるリハチームの課題

　回復期リハビリテーション病棟では、病棟専従の理学療法士・作業療法士が常勤配置されることにより、職種間の情報共有を図りつつ運動機能訓練、看護援助、退院後のサービス調整を連動して提供することが可能となった半面、役割重複による職種間の葛藤が生じやすいのも事実である。職能・職責の相違のほか、受けてきた教育のバックグラウンドや思考のロジックが違うため、同じ患者をみても観察のポイントや必要な情報の“切り取り方”が異なる（日本看護協会,2014）ことも要因の一つである。細田（2012）は、チームで協働することの課題について、各職種がチームのメンバーとして、自らや他者に対して持つ役割意識に齟齬があること、医療従事者に特徴的な職業観や職業階層構造があること、病院に対する固有の組織認識があることと述べている。チームメンバーが自身や他者に対して持つ既存の役割意識、職業観、職業階層構造を払拭することがチームの効果的な機能につながると言える。

③回復期リハビリテーション病棟における看護師の役割

　回復期リハビリテーション病棟では自然回復が見込まれる時期にその回復を最大限引き出すためのチームアプローチと生活に密着した実用性の高いリハビリテーションが展開される（酒井,2009）。そこで実践するリハビリテーション看護は、障害を持ち、生活の再構築に直面した人々の健康を生活者の観点から全体的に捉え、人間の尊厳と可能性に焦点を合わせて患者中心のケアを提供することである。

　さらに診療報酬で定められた入院期間に効率よく最大限の患者の改善を図り、患者・家族が病院から地域生活にスムーズに移行できることを目標に、看護師は、主に生活の再構築に向けた患者への教育的機能がある（石鍋,2011）。アメリカリハビリテーション看護師協会はリハビリテーション看護師の4つの役割を明ら

かにしている。1つめは、「障害あるいは慢性病を有する人の機能の改善と健康管理のために、根拠ある介入を先導する役割」、2つめは、「障害あるいは慢性病を有する人の、生涯にわたっての健康とサクセスフル・リビングを推進する役割」、3つめは、「チームの中でのリーダーシップの役割」、4つめは、専門職連携に基づいたケアを提供する役割」である。海外と日本における入院期間の違いはあるものの、求められる役割は共通する部分が多い。回復期リハビリテーション病棟に従事する全ての看護師がこの4つの役割を果たしながら患者のケアに従事できるような人材を育成する教育プログラムの開発が急がれる。

③-1 療養上の世話と診療の補助

　保健師助産師看護師法第5条により看護師の業務は「療養上の世話」「診療の補助」と定められている。回復期リハビリテーション病棟の看護師に求められる実践能力は、療養上の世話としてリハビリテーションの全プロセスで、活動性を促進し、生活の再構築を支援すること、地域での活動・参加の支援など、独自の役割機能を発揮して患者・家族のリハビリテーション過程を推進することである。診療の補助として、リハビリテーション医療の中心である運動負荷を十分に実施するために、呼吸循環および運動機能の低下から活動耐性や身体可動性問題が生じている患者の心身の状態を活動に耐えられるように事前に調整することである(石鍋,2011)。

③-2 継続した生活を支える視点に基づく看護実践

　看護師は病院完結型の医療において、看護専門職として病院における疾病の治療を中心に看護の対象となる人々を尊重した援助を行うことを基本にしてきた(松本,2008)。しかし、日本の医療サービスの提供体制は、住み慣れた地域で、自分らしい暮らしを人生の最期まで続けることができるよう、地域の包括的な支援・サービス提供体制の構築を促進していることより、看護の活躍の場が広がっており、人々の暮らしと医療を支えるための看護実践能力が求められている(坂本,2014)。在宅復帰を目的とする回復期リハビリテーション病棟の看護師は、患者が退院後に地域の住みなれた場所で生活することを想定して支援するという視

点を入院中から持ち続けることが必要となる。

③-3 国際生活機能分類(International Classification of Functioning,Disability and Health；ICF)の理念に基づいた看護実践

ICFとは障害の有無にかかわらず、全ての人を対象とした生活機能、生きることの全体を現すものである。健康の構成要素に関する分類とも言われている。今日に至るまで日本の医療・介護サービスにおける主な視点は、ICFの心身機能・構造と活動に重きを置いていたが、地域包括ケア時代においては、今まで以上に社会参加を視野に入れたリハビリテーションの展開が重要となる(日本リハビリテーション病院・施設協会,2001)。そのため在宅復帰を目指す回復期リハビリテーション病棟の看護師は患者の身体構造や機能をアセスメントし体調を管理する能力、日常生活活動を自立して行えるように支援する能力、そして社会参加の動機付けと促進する能力といったICFの視点を踏まえた実践能力が求められる。

また、切れ目のない多職種連携を実現するためには、医療と看護・介護・福祉の「橋渡し役」の重要性はいっそう高まるため、情報共有はもとより看護の役割を言語化し他職種へ伝えることによりケアを調整するというチームへの貢献力が必要である。

④回復期リハビリテーション病棟の看護実践の特徴

日本の病院の病床は急性期、亜急性期、回復期、慢性期と機能分化しているため、主とする看護実践に違いがある(近藤,2004)。一般病棟における急性期の看護は、医学的視点にそって実践されるが、回復期リハビリテーション病棟の看護は生活機能的視点に基づき実践される。医学的視点とは、健康回復手段が医学的治療であるという前提で病気やその原因を把握しようとするあり方である。生活機能的視点とは、単に病気が治ることが健康を回復することではなく、病気が治ることで、あるいは治らなくとも適切な対処によって、当事者に健やかな生活がもたらされることが健康になることを意味する。特に治療によって解決しない障害を抱えている人々にとっては、生活の質を多様なアプローチによって改善する方が、不可能な病気の治癒よりも優れた目標であるということを目指す思考である

（猪飼,2011）。このような思考に基づいた看護実践が回復期リハビリテーション病棟において重要となる。

　ICFモデルを用いると、医学的視点と生活機能的視点の捉え方に特徴がある。急性期の患者を対象とする病棟では、疾患の治療を主な目的として医学的視点に基づき治療に注力するが、回復期リハビリテーション病棟では急性期の治療を経てもなお治療によって解決しない障害を抱えている人々の生活の質の向上を図ることが主な考え方となる。リハビリテーションを必要とする患者にとって両方の視点に基づくケアが必要であるが、更に退院後の社会参加までを含めた生活を長期的に捉えてケアを提供することが必要になる。

⑤回復期リハビリテーション病棟の看護師の課題

　これまで述べてきたように、回復期リハビリテーション病棟では、地域包括ケア時代のリハビリテーションの考え方を基盤としたケアを提供することが求められており、障害の予防や改善、生活の再構築、そして地域社会における自立した生活の安定化、生活の質の維持・向上、社会参加に向けた支援ができる看護師が求められる。「どのように年老いても、障害があっても住み慣れた場所で、その人らしく暮らし、自立した社会的存在であること」を実現するためのケアの実践者であり続けることが必須となる。地域包括ケアシステムの進展と共にリハビリテーション病棟が増加している社会の流れを受けて、常に変遷する医療システムの中で患者や社会のニーズに対応できる力量形成が課題である。

引用文献

細田満和子（2012）『「チーム医療」とは何か　医療とケアに生かす社会学からのアプローチ』日本看護協会出版会.p182

井口はるひ（2012）「アメリカのリハビリテーション医療の現場」『Journal of clinical rehabilitation, 21(5)』pp.505-509.

猪飼周平（2011）「地域包括ケア社会理論への課題－健康概念の転換期におけるヘルスケア政策－」『社会政策2(3)』pp.21-38.

石川誠（2001）「回復期リハビリテーション病棟」『成立の背景,PTジャーナル,35(3)』pp.161-165

石川誠（2005）「医療制度改革と回復期リハビリテーション病棟」『Therapeutic Research　26(9)』 pp.1782-1785

石川誠(2013)「回復期リハ病棟の課題と展望」『回復期リハビリテーション,12』pp.12-17.

石鍋圭子・野々村典子・奥宮暁子・宮腰由紀子(2011)『リハビリテーション専門看護,185』医歯薬出版株式会社.

回復期リハビリテーション病棟協会HP(2016).

http://www.rehabili.jp/visitor.html(2017年9月26日検索).

『回復期リハビリテーション病棟におけるケアの質に関する調査報告書(2014)』全国回復期リハビリテーション病棟連絡協議会,看護委員会.

近藤克則(2004)「回復期リハビリテーション病棟」『総合リハ,32(4)』pp.305-311.

厚生労働省(2013)地域包括ケア研究会報告書,　http://www.mhlw.go.jp/stf/seisakunitsuite/bunya/hukushi_kaigo/kaigo_koureisha/chiiki-houkatsu/(2018年9月26日検索).

厚生労働省(2012)「医療保障制度について 国際関係資料について」

http://www.mhlw.go.jp/stf/seisakunitsuite/bunya/kenkou_iryou/iryouhoken/iryouhoken11/index.html(2017年12月12日検索).

松本訓枝・鈴木里美(2008)「看護と学校教育におけるアンラーニングの試み－流動化した現代社会の中で－」『教育と研究,6(1)』,pp.83-91.

宮井一郎(2013)「超高齢社会に対するソリューション提供の核に」『回復期リハビリテーション,Vol7』pp.3.

中原淳編(2017)『人材開発研究大全　The Complete Handbook of Research on Human Resource Development,中途採用者の組織再社会化』東京大学出版会 pp.399-419.

日本看護協会(編),坂本すが(2014)『平成26年度版看護白書　地域包括ケアシステムと看護　ケアシステム構築に向けて看護職が担う役割と価値』日本看護協会出版会.

NPO法人日本リハビリテーション看護学会(2014)「第26回NPO法人日本リハビリテーション看護学会学術集会合同交流セッション資料」

http://jrna.or.jp/images/pdf/id.pdf(2017年12月14日検索).

酒井郁子(2009)『リハビリテーションの展開に必要なケアシステム』(吉本照子・酒井郁子・杉田ゆかり編　地域高齢者のための看護システムマネジメント)医歯薬出版,pp.132-144

精神障害を持つ人への看護
〜精神科看護の回顧録〜

看護学科　重富　勇

　本稿では、精神看護の歴史を概観し、筆者が精神科病院で経験した臨床看護を振り返り、これからの精神科看護への期待について若干の私見をまじえ述べさせてもらう。

　そこで気になるのが精神の病気はいつ頃から始まり、どのような治療が施されたのか遡ってみた。人間の精神（魂）は人間の起源からあるという前提から、そこでは当然、病いがありそれを治そうとする営みもあったはずである。記録によれば、ヒポクラテス以前の紀元前ギリシャ時代の「巣ごもり」とか「神殿の眠り」といわれる神のお告げ（暗示）の秘法の治療であった。ローマ時代は魔術や悪魔祓いが幅をきかし、中世のキリスト教団修道会による医療と十字軍の歴史の中で生まれた人道的な思想による多彩な看護実践があったとされる。しかし、17世紀を中心に精神病者も魔女狩りの対象とされ処刑された歴史をみると社会の動向や思潮、国の施策などと無縁ではいられないことを示している。18世紀になると悪魔つきとみなされたものから、不滅の「霊魂」によるといった思想から解放して「病」ととらえられ、人道的に処遇される道を開いて鎖からの開放の近代精神医療のピネルにつながっていく。また、「無害なる拷問」[1]や「ダーウィンの椅子」[2]のような身体的苦痛を伴う非人道的な治療があったことも事実である。

　20世紀に入ると精神医療はめまぐるしく変化し、精神分析の登場をきっかけに個人に対する精神療法が精神医療のいろいろな分野に広まった。また、1930年

代に身体療法が相次いで生れている。外科的なロボトミー、インシュリンショック療法、電気ショック療法が行われている。そして、1952年にクロルプロマジンが統合失調症に有効と報告されたのをきっかけに、近代的な薬物療法の道が開かれた。それは精神病院の医療を大きく変革し、作業療法や生活療法、社会復帰活動など精神医療全般に及んでいる。患者の処遇や看護にも大きな影響を現在にもたらしている。

　古来祈祷や迷信による治療とともに、病んだ人を世話する営みはあった。医術は科学としての知識や技術を蓄積していったが、病人の食事や排泄などの世話や傷口の手当は家族や奴隷の手に委ねられたままだった。そのような日常生活のなかで病人は癒され死を看取られていた。病への関わりでは、看護は医術より包括だが専門性を確立するのは、身分や貧富に関係なく病人や障害者を看護するキリスト教の登場以降である。

　看護の歴史を顧みることは、現在の看護が置かれている状況を考えることでもある。また人々の病人の世話や健康の回復は、その維持への取り組みを知り専門職として社会的に認知される歩みを知ることで、現在についての認識は深まる。近代看護はナイチンゲールに始まるが、彼女の業績は看護を体系化し正当な社会的地位を確立させ、看護教育と地域看護のシステムを創設したことにある。看護職の社会性と専門職の自立は、今日の重要なテーマである。

　日本の精神医療の歴史は、呉秀三の「精神病者私宅監置ノ実況」の私宅監置室、精神病者民間施設、公的施設、未監置精神病者の家庭の視察調査、分析に当時の精神病者の処遇と看護が良く書き示されている。これからが日本における精神医療・福祉・看護の始まりともいえるので、これまでの歴史を振り返り、精神医療・福祉・看護の大きな転換期となった精神保健法の制定の時代背景を中心に捉え、今後の精神医療・福祉・看護の課題と今後の展開を考察してみる。

1. 精神医療の歴史は看護がいかにあるべきかを示す

(1) 日本における精神看護の始まり

　わが国では、古くから狂人に対して座敷牢が一般的であった。収容施設としては、岩倉大雲寺(京都府)、光明山順因寺(愛知県)、浄見寺爽神堂(大阪府)、武田癲狂院(広島県)など8ヵ所が存在したとされる。これらの施設は多くが神仏に頼る方法で治療を行っていた。医療施設ではない神社仏閣などや家族が精神病者の治療や保護に果たす役割が大きかった。中でも、精神病者を自宅で監禁する「私宅監置」は、1900(明治33)年精神病者監護法が制定され、国の政策として行われ、近代日本の精神医療を特徴づけるものの一つとして注目される。

　明治維新以降、西洋思想に基づく教育が推進され、精神医療の近代化をすすめる精神医学者たちは、私宅監置を批判した。1918年に発表された論文「精神病者私宅監置ノ実況及ビ其統計的観察」は、東京帝国大学精神病学教室の教授であった呉秀三が、教室員の樫田五郎ら12人に日本各地の私宅監置・民間療法などの実況を調査させ、その結果をまとめたものである。論文は、私宅監置は博愛の道に反し、国家の恥であるので早急に廃止すること、また民間療法に危険を伴うこともあると述べ、当時の精神病者への処置を強く批判した。しかし、この論文の目的は単なる私宅監置批判ではなかった。むしろ、患者を入院させ医学の恩恵に浴させること、そのために官立・公立の精神病院の拡充を行うことに主張の重点があった。呉らは最新の医学的なデータを示しながら、精神病が世間で考えられているほど予後不良ではないこと、治療の時期を失い、あるいは適切な処置を施さなければ、治るべきものもすぐには治らず、病気が長引くことを説き、患者を入院させ十分な治療を行うための精神病院の必要性を強調した。これまでは、日本の精神科病床の不足を補う上で、私宅監置が果たしていた役割は大きかった。しかし、私宅監置はあくまで患者の家族に大きく依存した制度だった。だとすれば、頼るべき家族がいない精神病者、あるいは私宅監置を維持できないほど生活に困窮した家族の患者の処遇はどうのようになされたのだろうか。

　このような患者を収容するために、全国各地に公立の精神病者収容所や監置

室がつくられていた。これらは、医療施設ではないため医学的な治療は行われず、もっぱら患者を監置しておくことが目的だった。ただし、東京や大阪などの大都市部では、20世紀の前半までには私立の精神病院も多く建てられ、生活困窮者はこれらの病院に公費で入院する道も開かれていた。そのため、公立の精神病者収容所や監置室は、おもに地方の市町村に設置されていた。1919年に精神病院法が成立し、公立の精神病院建設がすすめられることになった。これらの病院には、私宅監置患者を公費で入院させる目的もあった。しかし、財政上の理由などから、この法律が廃止される1950年までに全国で8カ所の公立精神病院がつくられただけだった。

　精神病院法（1919年）による公立精神病院建設は進まなかったが、東京や大阪などの大都市圏を中心に私立の精神病院は増加した。そのため、1920〜1930年代には 病院に入院する患者数は増え続けた。一方、地方都市では依然として精神科病床は少なく、私宅監置に依存する状況は変わらなかった。その結果、全国的にみれば私宅監置患者数は横ばい、ないし微増の状態が続いた。1950年に精神衛生法が成立し、精神病者監護法と精神病院法は廃止された。私宅監置は1年間の猶予をもって廃止となった。この頃、全国各地の精神衛生鑑定医たちは私宅監置の患者を訪問し、精神鑑定を行い、彼らを監置室から解放し、精神病院に入院させるなどの作業に奔走した。だが、精神鑑定に対する患者や家族の抵抗は強く、入院させる精神病院側の受け入れ体制は整っておらず、長期間監置されていた患者には後遺症がみられるなど、私宅監置の廃止をめぐっては混乱が見られた。

　座敷牢などに閉じ込められた精神障害者が不治の病ではないので、他の病気同様、適切な時期に入院させ治療を受けさせるべきとされ、精神病院法によって精神病院設立が義務づけられ、必然的に病院に収容され入院をした患者の看護が必要になった。しかしながら、この頃の精神科看護は未熟な時代であったり、看護は主に女性の仕事だった。そういうなか精神病院には、無資格の男性の看護人という職種の人がいて世話をしていた。看護婦養成は1890年に日本赤十

字社によって開始され、1896年からは看護人の養成も始まったが、軍人兵員を養成するものであった。1つの戦争が終結すると看護人の就職の受け皿としての精神病院があり、その時代背景もあったものと考えられる。

（2）日本における近代の精神看護（精神衛生法〜精神保健法まで）

　戦後における欧米の最新の精神衛生に関する知識の導入、およびそれに伴う精神衛生行政の理念の転換をふまえ、精神障害者を私宅監置する根拠となった精神病者監護法と精神病院法を廃止して、1950（昭和25）年に精神衛生法が制定された。この法の目的は、精神障害者の医療および保護を行い、精神障害の発生予防に努めることによって、国民の精神的健康の保持向上を図ることとされ、精神医学が進捗し精神を患った人々に対する人権意識が高まった。1953（昭和28）年には精神科病床は約3万床となった。そして、戦前程度まで回復したが多くの精神障害者が私宅監置されていることが明らかになり、医療金融公庫からの低利融資とスタッフの配置基準を緩和した精神科特例によって、民間の精神科病床は急速に増加し、精神病院数も1955（昭和30）年260施設が1963（昭和38）年には2.4倍の629となり、精神病院ブームとなった。しかしそれは、精神障害者の医療および保護色の強いものであった。

　1964（昭和39）年のライシャワー駐日大使殺傷事件の翌年、精神衛生法が一部改正され、精神科病床の整備、入院医療中心とした施策としてさらに大きく舵を切った。これまでの精神科病床が急増中という精神病院ブームの最中であり、国の精神障害者「隔離収容」、マンパワー不足、そして地域の社会資源は何もないに等しい状況等のため、社会的入院患者は増加し、反対に退院促進はなかなか進まなかった。その結果、精神病院と精神科病床は右肩上がりに増加していった（図表1,2）。

　1955（昭和30）年〜1965（昭和40）年代日本の高度成長期、精神病院が爆発的に増加した時代、精神病院には無資格の男性が看護職として入り働いていた。その時の時代背景から、男性の職員を必要としていたことが考えられる。これまでは、

図表1 精神科病院数の推移

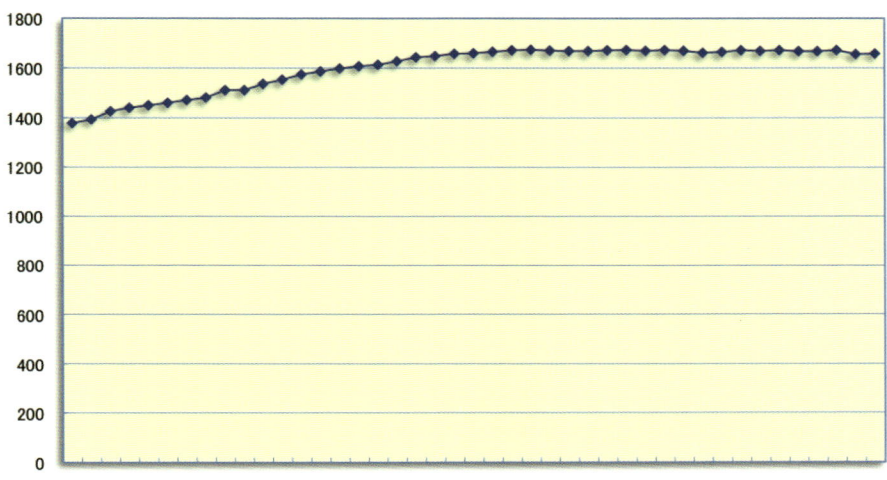

（出典）精神保健福祉資料（630調査）

図表2 精神科病床数の推移

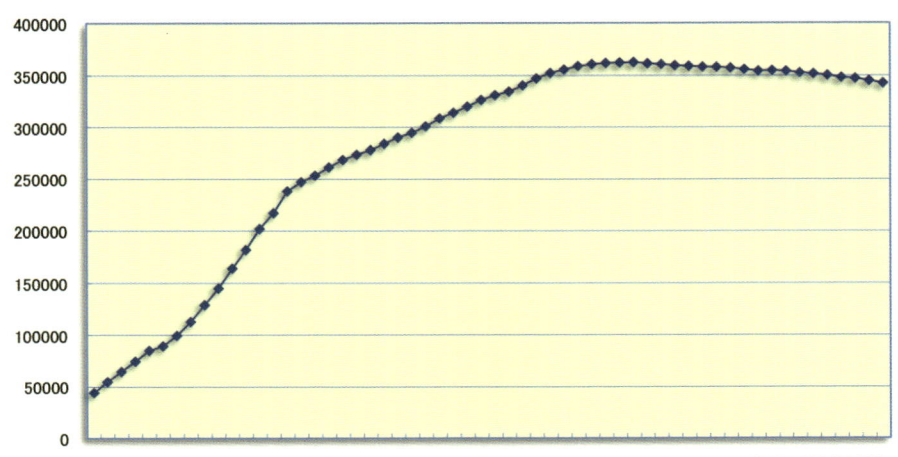

（出典）精神保健福祉資料（630調査）

治療としてインシュリンショック療法、電気ショック療法、ロボトミー（前頭葉切除術）が行われ、ようやく向精神薬の薬物療法が開始された時代である。男手としての管理された看護が必要とされた時代でもあった。看護においても、薬物療法の導入は画期的な変化をもたらした。患者は落ち着きを取り戻し、作業療法・生活療法が日常生活の向上をもたらし、社会復帰を促していった。1974（昭和49）年に作業療法が診療報酬として点数化され、これまで看護が担っていたレクレーションや作業は、作業療法士の役割になった。しかし、精神科看護として遡ってみると精神障害者の生活を直接支える役割は存在していたが、その担い手の実践の状況からは、専門職としての地位は確立されてきていたとはいえず、精神看護学としての位置づけが得られてこなかった歴史的背景がある。しかし、24時間身近な支援者の看護職は、精神障害者にとって大きな存在でもあり期待もよせられたいた。そのことは、非常に重要なことである。

2.精神看護の変革期

　著者が精神科看護に携わるようになった頃、宇都宮病院事件が発生した。患者リンチ事件が新聞報道され、病院スタッフによる患者への暴行、無資格者の医療行為や不必要な入院などが明らかにされた。その前には、精神病院に潜入し、入院した体験を記者が「ルポ精神病棟」として出版していた。精神病院の閉鎖性、患者への処遇などが書かれ、一部の病院のことであったが精神病院のイメージがクローズアップされ、精神病院あり方が社会から問われた。確かに精神病院では、薬物療法が主体で退院促進は行われていなかった。ロボトミー手術の患者、若いころに発症し30数年も入院している患者、いわゆる社会的入院の患者を抱えていたからである。当時は社会的要請に対応していたが、これまでの精神医療と福祉の政策の結果で、負の産物あるといっても過言ではない。しかし、閉鎖的な精神病院のイメージに捉えられがちであるが、看護者は患者と一生懸命汗を流し、苦しみを一緒に考え幸せを願う良き相談相手であった。その頃は、一部精神病院の開放化はみられていたが、精神病床数は増え続け、平均在院日数も

減少していなかった。その中で、1984（昭和59）年に精神医療関係者を震撼させ、国際的な批判をも浴びることとなった民間の精神科病院の事件（宇都宮病院事件）は、社会的なセンセーショナルな出来事であった。

　この事件を契機に、1987（昭和62）年精神衛生法が精神保健法へと改正された。これまでの入院形態は、「自由入院」「同意入院」「措置入院」と強制力を伴うものであったが、「任意入院」の新設と「同意入院」が「医療保護入院」と変更になるなど、精神衛生法の保護を目的としたものから、通信・面会の自由に関する規定がそこに盛り込まれて、入院患者の人権保障が強化された。皮肉にも開放化はこの時期を境にして後退していった。しかし、1988（昭和63）年に精神保健法が公布されてからは、精神病院は開放化と社会復帰が前面に押し出された。医療政策にも、精神療法、心理社会的療法、リハビリテーション、訪問看護などに反映され精神病院の病棟編成が行われた。また、精神障害者地域生活支援事業が開始され、障害者基本法により精神障害者を取り巻く環境が大きく変わった。看護においても、患者を管理するから患者の自立に向けた看護の開放化が行われ始めていた頃でもあった。

　1993（平成5）年に障害者基本法が成立し、精神障害者が障害者基本法の対象として明確に位置づけられたこと等を踏まえ、精神保健法は1995（平成7）年に精神保健及び精神障害者福祉に関する法律（精神保健福祉法）に改正され、法の目的においても「自立と社会参加の促進のための援助」という福祉の要素を位置づけ、従来の保健医療施策に加え、精神障害者の社会復帰等のための福祉施策の充実も法律上の位置づけが強化されることとなった。1999（平成11）年の改正においては、精神障害者地域生活支援センターや、ホームヘルプ、ショートステイ等の福祉サービスが法定化された。それに伴って、精神障害者の抱える生活問題や社会問題の解決のための援助や、社会参加に向けての支援活動を専門とする精神保健福祉領域の精神保健福祉士（PSW）が誕生した。医療と看護のなかにも福祉の理念を取り入れることが必要となり、作業療法士（OT）、臨床心理士（CP）などの専門職と共同して、精神障害者の自立に向けた支援を行っている。これま

で以上に看護職としての専門性が問われ、認定看護師などの水準の高い技術を要した実践ができる人材が必要になった頃でもある。

これら法律の変遷過程に於いて、わが国における精神障害者の処遇に関する変化を過去にみることができ、精神障害者に対する看護にも変革が求められたと考えられる。

これまでの精神医療、福祉、看護を振り返ると、治療は本来健康回復に向けてのものであるにも関わらず、その加減を誤ることで患者が衰えたり、毒されていくことにつながるということが精神医療、ロボトミー、薬物療法などに伴って起こっていることを看護者は目のあたりにしてきている。確かに特殊な治療により症状は回復したかのように見えても、それがその人の健康にとって継続的な働きであるのか、それらの治療と共にどのような観察や日常生活の支援を行うことが治療の加減をその患者にとって最大限に効果的なものとすることができるのかということは、薬に依存する治療のあり方に重大な警告を発しているともいえる。人間尊重が叫ばれるなかで、患者の回復に向け日常生活の支援を専門職がその人の幸せのために協働していくことであった。精神看護においては、対象の特性を的確にとらえ、患者の認識を想像し、患者の行動に予測性を持つことが求められる。今後も看護が患者の健康回復に向かうための変化を提供し、変化の機序を看護として明確にしていくことが精神看護の独自性と専門性としての課題である。

3.今日の精神看護について

精神保健法から精神保健福祉法の改正までは、精神医療福祉にとっては大きな変革となり、精神科病院をとりまく環境も変化した。介護保険の導入より医療福祉の枠組みも変わり、障害分野も独立した政策へと変わっていった。その後の障害者基本計画に基づいた障害者プランは、住まいの場や在宅サービス、就業の確保の策定があり、障害者自立支援法へと引き継がれた。

2005(平成17)年に成立した障害者自立支援法(現・障害者総合支援法)は、身体・知的・精神の三障害一元化の観点から、障害の種別に関わりのない共通の自立

支援のための福祉サービス等について規定したものであり、この成立に伴い精神保健福祉法において、ホームヘルプサービス等ほかの障害と共通するサービスを規定する条項が削除されたほか、精神障害者に対する適切な地域医療等の確保等を図るための改正が行われた。また、就労支援について具体的に展開されるようになり、精神障害者が地域で生活を継続し自立できる社会資源になったことは大きな成果であり、今後も一般就労に向けた大きな希望である。

2004(平成16)年に入院医療中心から地域生活中心へという理念に基づき、精神保健医療福祉の改革ビジョンが打ち出された。その後も精神保健福祉法の改正、精神医療福祉に関する指針などが示され、精神医療施策として診療報酬の改訂がたびたび行われ、入院医療中心から地域生活へと誘導され退院促進と支援へとつながった意味は重要であった。しかし、社会的入院とされる7万床の解消に至っていないのが現実であり、精神病床に至っても緩やかな減少であり(図表2)、それは自然減少という現象が起こっているという見方である。

確かに精神病床は、一般科同様に慢性期と急性期に区分されるようになり、長期入院の退院と早期での退院が実現可能になった。精神科病院での医療構造が変わったのである。社会的入院の解消と精神病床の減少につながってないのは、再入院も増加している回転ドア現象[3]が起こっているからである。

精神医療福祉施策は、近年大きく変化し、当事者(患者)中心へと変わってきている。これまで患者の中心にいた看護者の専門性と独自性が、これまで以上に力を発揮できることでもある。

4.これからの精神看護

ナイチンゲールは、クリミア戦争における傷病者への看護について科学的根拠を以って示し、近代の看護を確立した。呉秀三は、政策として行われていた私宅監置について障害者への処遇の改善を実際の調査により世間に示した。いずれにしても、傷病者、障害者の当時とられていた悲惨な状況を調査とデータを示し世の中を動かした。日本の精神医療保健政策の大きな転換期は、戦後の日本復

興期に精神衛生法による精神障害者の収容施策であった。高度成長期になっても入院政策が引き続き行われてきたものが、現在日本の精神医療保健政策に大きな影を落としている。かつて呉秀三は、「我が国十何万の精神病者は実にこの病を受けたる不幸の他に、この国に生まれたるの不幸を重めるものというべし。精神病者の救済・保護は実に人道問題にして、我が国目下の急務と謂はざるべからず」と述べている。精神衛生法から精神福祉法までを踏まえ、現在とこれからの医療職者の教訓にしなければならない。看護職がどうあらねばならないのかを問いただしていることを忘れてはならない。

　これからは、精神障害者が地域の一員として安心して自分らしい暮らしをすることができるよう、医療、障害福祉・介護、住まい、社会参加（就労）、地域の助け合い、教育が包括的に確保された支援が必要である。ようやく地方行政で地域移行・地域定着目標値を示した政策が岐路に立ったところである。それを実現するためには、当事者が主人公となる、官民共同と専門職の他職種連携が不可欠である。その意味では、これまで患者の一番近くで支援してきた精神科看護への期待と、本当に専門職としての意味を問われることを、今後の課題としたい。

注

1　患者を正気に戻すために水の中に投げ込んだり、大砲の発砲音を聞かせたり、真っ暗な小部屋に閉じ込めるといった治療法。
2　患者を椅子にくくり、口や鼻や耳から出血するまで回転させた。
3　精神障害者が短期間のうちに入退院を繰り返す現象。

参考文献

檀原暢（2000）『開かれている病棟を振り返って,27(12)』pp. 25-27.
金川英雄（2011）『看護人と呼ばれた人たちのこと,14(1)』pp.81-88.
清末郁恵・武政奈保子（2008）：「1960年代から2006年における精神保健福祉の動向と精神科看護記録の変遷」『石川看護雑誌,1(5)』pp.99-108.
呉秀三・樫田五郎（2012）『精神病者私宅監置の実況,訳・解説,金川英雄』医学書院.
佐々木秀美（2004）「明治時代におけるわが国の近代的精神医療の萌芽と挫折に関する歴史的考察」『看護学統合研究,6(1)』pp.1-15.
竹中星郎（2005）「精神医療の歴史」『精神科看護,32(10)』pp.61-65.

竹中星郎(2006)「精神医療の歴史」『精神科看護,33(5)』pp.63-67.
竹中星郎(2006)「精神医療の歴史」『精神科看護,33(11)』pp.71-74.
竹中星郎(2007)「精神医療の歴史」『精神科看護,34(6)』pp.75-78.
竹中星郎(2008)「精神医療の歴史」『精神科看護,35(8)』pp.83-87.
竹中星郎(2008)「精神医療の歴史」『精神科看護,35(11)』pp.79-87.
吉野由美子(2010)「精神看護の歴史と展望」『東海大学医療技術短期大学総合看護研究施設論文
　　集,19』pp.37-49.

第IV部
地域食品の有用性と
我が国を取り巻く健康問題

長崎県産農林水産物と私の研究
―30年にわたる機能性解明に向けた取り組み―

栄養健康学科　田中　一成

　1985年5月1日、薄曇り。長崎市内の幹線道路は労働者によるメーデーの行進でやや渋滞していた。大学院での課程を修了し、車で初の赴任地へ向かうために長崎市内に入った時の様子である。この日から、長崎県立女子短期大学家政科食物専攻専任講師として大学教員のスタートを切った。当時の大学教員の主な仕事は教育と研究であった（現在は、これに社会貢献も加わる）。教育に関してほとんど経験はなく、大学生と大学院生の時に塾の講師と家庭教師のアルバイトをした程度であった。最初の1年間は毎日ノートづくりなどの授業準備に追われた。したがって、研究する余裕はほとんどなく、目立った研究成果はなかった。

　大学の教員生活1年が過ぎたところで一通りの授業ノートもでき、多少の余裕

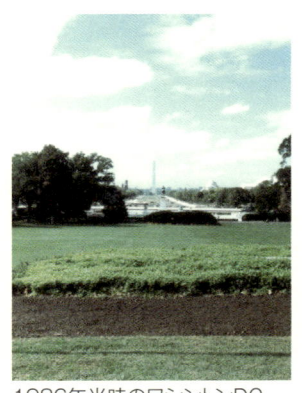

1986年当時のワシントンDC

もできたことから本格的に研究をするためのテーマを模索していた。そこへ出身大学の恩師からアメリカに留学するチャンスをもらい、大学からの許可も得られ、赴任2年目の夏から米国ワシントンDCにあるジョージ・ワシントン大学医学・健康科学部に1年間行くことになった。そこでは、「コレステロール吸収機構の解明」と「植物ステロールによるコレステロール吸収抑制機構の解明」をテーマとして研究を行った。下手な英語による留学生活であったが、周りのサポー

トのおかげで予想していた以上の成果を上げることができ、英文誌に2本の論文が掲載された。

1.長崎県立女子短期大学での研究活動

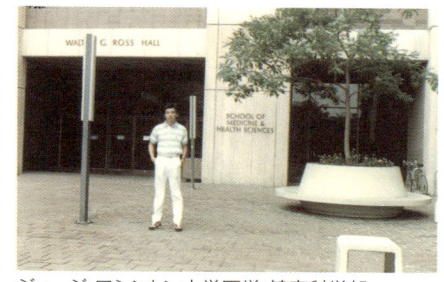

ジョージ・ワシントン大学医学・健康科学部

アメリカ留学中には講義も会議もなく、研究に専念できる快適な1年であったが、日本に戻ると多くの講義や学生実験が待ち構えていた。そのような状況の中でいよいよ長崎で本格的な研究活動をするためのテーマを決める必要があった。そこで最初のテーマにしたのは、「（魚以外の）魚介類摂取が脂質代謝に及ぼす影響に関する研究」であった。これを選んだ理由は、長崎県が全国有数の水産県であり、私の在籍する大学が県立であることから、魚介類の優位性を示すことができれば本県の水産業の活性化に寄与できると考えたからである。当時、魚介類にはコレステロールが多く含まれていることから摂取すると体内のコレステロール濃度が上昇すると言われていたが、実際には魚介類摂取がコレステロール濃度に及ぼす影響に関する研究データはほとんどなかった。さらに魚介類には、アメリカでの研究のテーマに直接関連する植物ステロールあるいはその類縁成分が含まれていることから、これまでの研究が活かせるということもテーマとした理由であった。所属する短大には十分な実験設備がなかったことから、脂質代謝についての詳細なメカニズムを解明するのは困難であったが、ラットなどの動物を用いた基本的な摂食実験である程度のデータを得ることは短大でも可能であった。

最初に取り組んだ魚介類は「あさり」であった。あさりに関してもコレステロール含量が高いことから摂取すると血中コレステロール濃度が上昇すると信じられていた。確かにコレステロール量は多いが、コレステロールの小腸からの吸収を抑制する植物ステロール含量も高く、また、コレステロール低下作用のあるエイコサペンタエン酸（EPA）やドコサヘキサエン酸（DHA）も含まれるなど、その影響はコレ

ステロール含量だけでは判断できないと考えた。そこで、長崎で漁獲された新鮮なあさり身をミンチ状にして凍結乾燥後粉末状にしたものを実験動物のラットの餌に添加して摂食させた。その結果、あさりはラットの血清と肝臓のコレステロール濃度を低下させた。その作用はあさりに含まれる植物ステロールやEPA、DHAなどの脂質成分により引き起こされ、また脂質以外の成分（主にたんぱく質）も関与していることを初めて明らかにした[1]。

　次に、あさり同様に比較的コレステロール含量の高いことから血中コレステロール濃度の高い人から敬遠されている魚介類のイカ、エビ、タコについてラットによる摂食実験を行った。コレステロール含量が特に高いイカをはじめ、3種類の魚介類すべてでコレステロール低下作用が観察された。これら魚介類にはあさりに比較的多く含まれている植物ステロール含量は低いことから、EPAやDHAなどの脂質成分と脂質以外の成分（主にたんぱく質）が主要な関与成分であることを示した[2]。さらに、牡蠣も同様に脂質濃度低下作用を有することを観察し、牡蠣に関しては効果発現にたんぱく質成分の重要性が示唆され[3]、牡蠣たんぱく質の消化産物であるペプチド（概ね10個以下のアミノ酸から構成される化合物）も脂質濃度を効果的に低下させることを明らかにした。

　このような長崎県産の魚介類の機能性解明に関する研究と、大学院や留学中に行っていた研究を継続しながら14年間の短大での教育研究活動が終わることになる。1999（平成11）年から「県立長崎シーボルト大学」が発足し、筆者もその

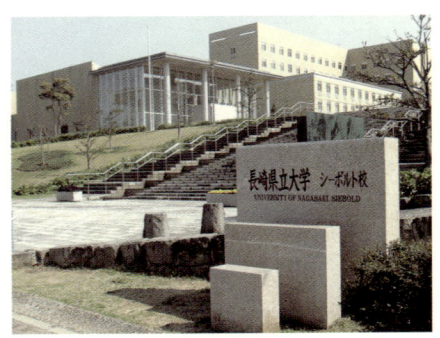

スタッフとして新たにスタートすることになった。シーボルト大学には当時の大学としては十分すぎるほどの実験機器が整備され、1台数千万円するような機器に囲まれ、研究者として恵まれた環境に置かれることになった。

長崎県立大学シーボルト校

2.県立長崎シーボルト大学での研究活動

長崎県は日本の最西端に位置し、温暖な気候、多くの島嶼と豊かな海洋に囲まれていることで多様な農林水産物に恵まれている。農産物に関して、生産量が全国10位以内に入るものが多くあり、ビワは生産量に加え、栽培面積と収穫量も日本一であ

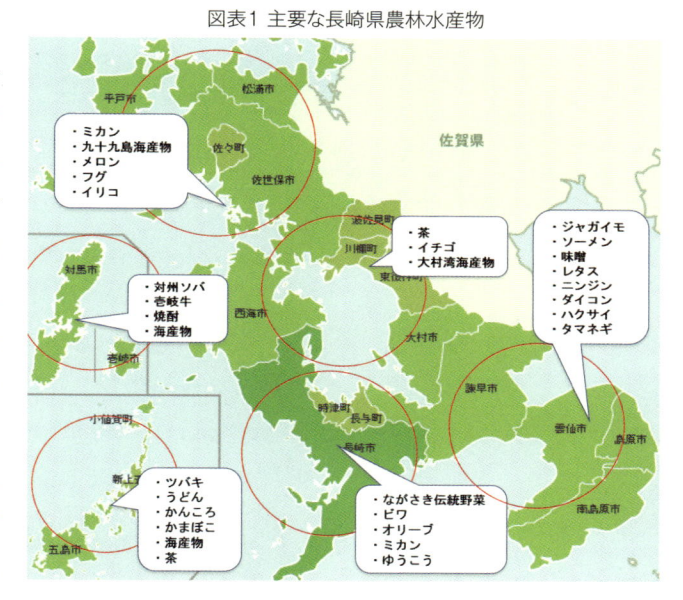

図表1 主要な長崎県農林水産物

る。平成28年度の統計では、ジャガイモは北海道に次いで冬ニンジンとともに第2位で、春ダイコン、春ハクサイ、冬レタス、春夏ニンジン、アスパラガス、カボチャ、春レタス、イチゴ、タマネギ、ミカン、ソラマメなどが第5位以内に入っている。品質の良さからそれらを利用した特産品が加工製造されている。しかし、島嶼や山間地が多いことから農業には必ずしも適した状況ではなく、生産者の高齢化や地域の過疎化により長崎県の農業は低迷している。また、多様な農林水産物の中には、その一部だけが利用されているものや必ずしも有効に利用されていないものも見られる。

（1）ビワ種子の機能性

このような長崎県の農業を取り巻く状況の中で、筆者は本県の農林水産業活性化のために、県産農産物の高付加価値化と未利用農産物の有効利用に取り組むことにした。そこで最初に手がけたのがビワであった。ビワは長崎県を代表す

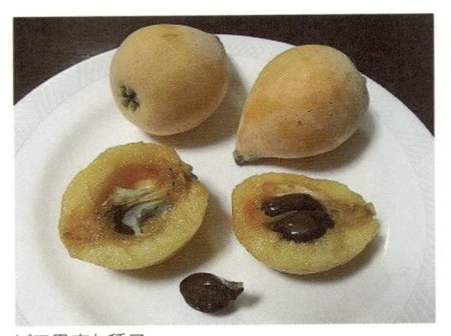
ビワ果実と種子

る農産物で、その生産量は全国1位であるが、近年の価格低迷、生産者の高齢化、放棄園の増加などにより生産量は減少傾向にある。ビワの果実は高級果物として全国へ出荷されることから、果実生産を主な目的として栽培されている。種子は果実部の1/3を占めるが、その大部分は廃棄されておりほとんど利用されていない。そこで、種子を有効利用することを目的として、ビワ種子の機能性を評価する試験を行なった。種子を凍結乾燥して粉末状にしたものを2型糖尿病を自然発症するOtsuka Long-Evans Tokushima Fatty（OLETF）ラットやKK-A^{y}マウスなどの病態モデル動物に摂食させたところ、血糖上昇抑制や耐糖能改善などの効果が認められた。このような作用を引き起こす成分について検討したところ、種子に含まれるカテキン類などのポリフェノールによることが示唆された[4]。このようにビワ種子が糖代謝を改善することが明らかになったが、種子にはアミグダリンという青酸配糖体が含まれている。アミグダリンは生体内で分解してシアン化合物を生成する危険性があることから、種子から青酸配糖体を除去することを試みた。しかし、その操作には実験室レベルで丸1日を要し、しかも完全には除去できなかった。このような状況から、ビワ種子を食品素材として取り扱うことを断念した。

（2）香酸カンキツ「ゆうこう」の機能性

　新たな食品を創出することの難しさを痛感していたちょうどその時期に、長崎県果樹試験場の研究員から、「ゆうこう」という香酸カンキツ類の機能性に関する実験を依頼された。ゆうこうは、長崎市土井首地区および外海地域を中心とした長崎の特定一部地域にのみ樹生している香酸カンキツ類である。樹勢が強く豊産性で、果実は多汁で甘い香りがある。ゆうこうの果汁および果皮に含まれるフラボ

ノイド量を測定したところ、同じ香酸カンキツ類の類縁品種と比較して含有量は高く、しかも果汁に含まれる総フラボノイドの98％、果皮に含まれる総フラボノイドの83％は抗酸化作用、血圧低下作用、中性脂肪濃度低下作用、血流改善作用などの多くの機能性が知られているヘスペリジンとナリルチンであった。

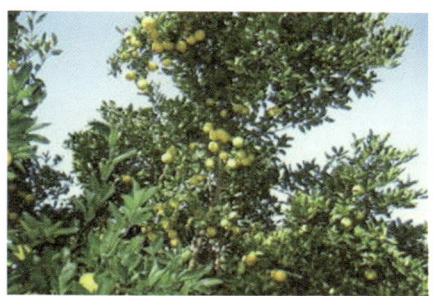

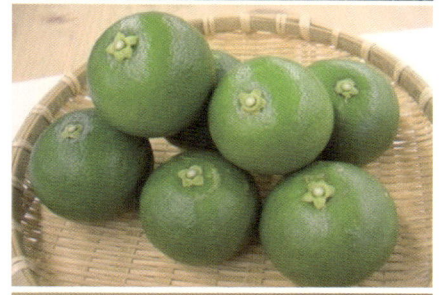

　そこで、ゆうこう摂取が脂質濃度に及ぼす影響について検討した。ゆうこうを果肉、果皮および種子に分け、それぞれを凍結乾燥して粉末状にしたものを正常なSD系雄ラットに4週間摂食させたところ、果肉、果皮、種子ともに血清と肝臓中性脂肪濃度が低下した。また、ヘスペリジン含有量の高いゆうこうの未熟果において、成熟果よりも強い中性脂肪低下効果が認められた。このことから、ゆうこう摂取による血清および肝臓中性脂肪濃度低下は主にヘスペリジン

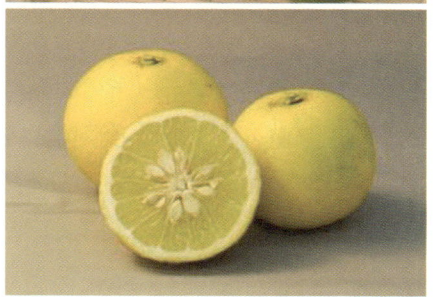

ゆうこうの原木と果実

やナリルチンなどのフラボノイドにより発揮されていることが強く示唆され、機能性を有する食品素材として有用性が確認された。

　そこで、ゆうこうを素材とする加工品を作ることを目的として、長崎市内の地元食品企業にゆうこうを用いた試作品の製造を依頼した。ポン酢など数種の調味料やジュースなどを試作してもらった。企業にとって製品化する際に重要なことは、素材を十分に確保することである。ゆうこうは一部地域でしか樹生していないことから、ゆうこうのブランド化を進めていた長崎市は、農家にゆうこうの苗木

を無償で配る取り組みを始め、収穫量の増加を目指した。ゆうこうは樹勢がいいことから、数年後には各農家で多くの実をつけるようになり、収穫量も大幅に増えた。ところが、収穫したゆうこうの実をどのように利用（製品化）するか十分な検討がなされないままに生産量の拡大を図ったことから、収穫した実が余剰になり、多くを廃棄せざるをえない状況になった。生産体制の確立や製品化への道筋をしっかりとつけておくことが重要であることを痛感することになり、今回も商品化には至らなかった。

(3)①ビワ葉と緑茶三番茶葉による発酵茶の開発

　シーボルト大学における教員生活5年目の夏に、私の研究活動に大きく影響する人物との出会いがあった。長崎県総合農林試験場茶業支場（現長崎県農林技術開発センター茶業研究室）の研究員で、これまでほとんど利用されていなかった茶葉を活用した新たな茶の開発を行なっていた。

　近年、日本の主要な飲料である茶の生産量は漸減しており、これまでの「お茶」としての利用の他に、新用途の開発による新たな製品の需要開拓が望まれている。長崎県の茶の生産量は全国第11位（2016（平成28）年度）で、東彼杵や世知原で摘採される茶葉は品質の良さから高く評価されているが、荒茶の生産量は全国的な傾向と同様に減少している。茶葉は一般に年に3回あるいは4回摘採されるが、夏場に刈り取られる三番茶葉には旨味成分のテアニンなどのアミノ酸が少なく、苦味の原因であるカテキン類が多いことで、品質が高くないことから必ずしも十分に利用されておりず、一部は刈り捨てられている。しかし、カテキン類が種々

図表2　緑茶葉の摘採時期

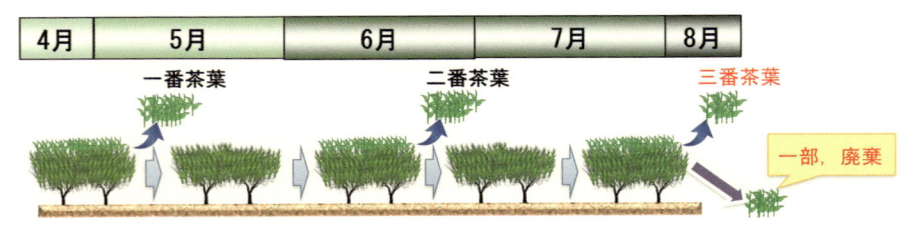

の健康機能性を有することはよく知られている。

そこで農林試験場茶業支場では、未利用の三番茶葉を活用した新たな茶の開発について検討していた。前述したように長崎県のビワの生産量は全国一であるが、ビワの葉はほとんど利用されていない。ビワ葉にはカテキン類の酸化を促進するクロロゲン酸が含まれており、また強いポリフェノール酸化活性を有していることから、研究員はビワ葉と三番茶葉を混合することで茶葉に含まれるカテキン類の酸化重合が効率的に進むと推察した。そして、ビワ葉と三番茶葉を組み合わせて強く揉み込むことで新たな発酵茶の製造開発に取り組んだ。ビワ葉と三番茶生葉を1:9の割合で混合し、緑茶製茶機械の「揉捻機」を用いて20分間強く揉み込むと、自動的に酸化発酵が進み、通常の発酵茶製造で行われる発酵工程を行わずに短時間で発酵茶を製造することができた。ビワ葉を加えることでカテキン類の酸化が促進されて、カテキン類の重合体である紅茶ポリフェノールが速やかに合成されたことによるものである。その結果、生成された発酵茶は味、香りに優れ、鮮やかな紅色を呈しすっきりとした後味であった。この製造法は世界初の方法であり、一般の紅茶や緑茶製造に比べて工程を簡略できることで製造時間が短縮され、コストを低く抑えることができ、緑茶製造用の機械をそのまま利用でき

図表3　ビワ葉混合発酵茶葉の調製法

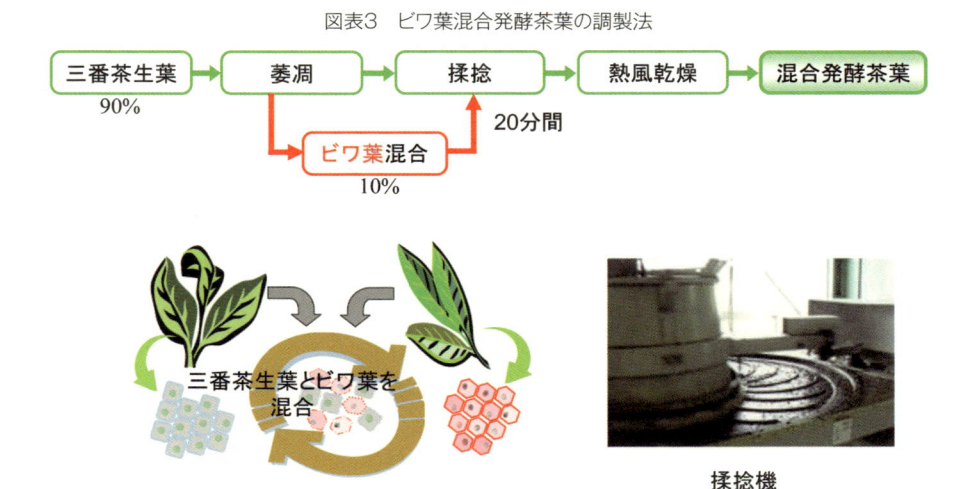

揉捻機

るなど多くのメリットがある[5]。

　このように、未利用であった三番茶葉とビワ葉を原料とする新しく飲みやすい発酵茶が製造された。この茶の成分を分析すると、ビワ葉に由来するプロシアニジン類やクロロゲン酸、三番茶葉に由来するカテキン類（EGC、EC、EGCg、ECg）および発酵により生成したテアフラビン類（テアフラビン、テアフラビン3-O-ガレート、テアフラビン3'-O-ガレート、テアフラビン3,3'-ジ-O-ガレート）、テアシネンシン類（テアシネンシンA、テアシネンシンB）、テアルビジン類（カテキン類の高分子重合体）などの紅茶ポリフェノール類が含まれていることがわかった。特に、他の種類の茶（不発酵茶、半発酵茶、発酵茶）にはそれほど多く検出されない分子量2,000〜3,000の重合ポリフェノールが主要成分であった。これらは、抗酸化作用、抗がん作用、血糖上昇抑制作用、脂質代謝改善作用など多くの生理機能を有することが広く知られている。現在健康志向の高まりを反映して、健康に寄与する機能を有する食品に消費者の注目が集まっていることから、この茶の機能性に関しての研究を行うことにした。

②ビワ葉混合発酵茶の機能性

　茶の種類により発現する機能はやや異なるが、一般に茶には血糖上昇抑制効果が認められ、その効果の一部は小腸の糖質消化酵素（α-アミラーゼやα-グルコシダーゼ）活性阻害により発揮されることが報告されている。そこで、茶業支場の研究員と長崎県工業技術センターの研究員がビワ葉混合発酵茶の小腸における糖質の消化酵素活性に及ぼす影響を*in vitro*（試験管レベル）で実験したところ、ビワ葉混合発酵茶に強いα-グルコシダーゼ阻害活性が認められた。消化酵素の活性が阻害されたことで、糖の消化と吸収が抑制され、血糖値の上昇が抑えられた可能性がある。ただ、試験管レベルのデータがそのまま生体内に当てはまるとは限らない。そこで茶業支場の研究員が筆者のもとへやってきた。これが私とこの発酵茶との出会いである。血糖上昇を抑制する可能性のあるこの発酵茶の生体での効果を検討することになり、2型糖尿病を自然発症するラットを用いて5ヵ月の長期摂取が血糖値に及ぼす影響を検討した。ビワ葉混合発酵茶葉熱水抽出

図表4　ビワ葉混合発酵茶葉熱水抽出凍結乾燥粉末を摂取したラットの血糖値

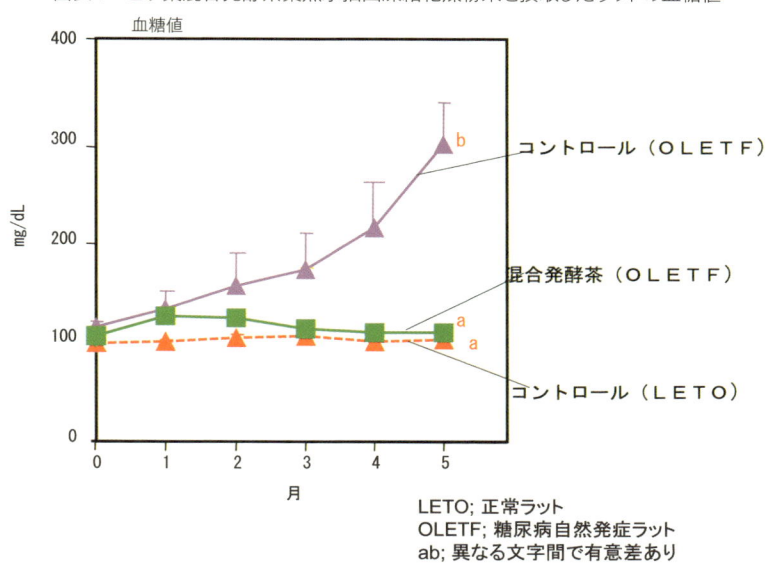

LETO; 正常ラット
OLETF; 糖尿病自然発症ラット
ab; 異なる文字間で有意差あり

物を摂取したラットにおいて血糖値は5ヵ月間まったく上昇しなかった。三番茶葉やビワ葉単独で製造した茶では血糖上昇抑制効果はそれほど強くなかったが、これらを9：1の割合で混合して製造した本発酵茶で強い抑制効果が発現した。この実験において、5ヵ月後の血清と肝臓の中性脂肪濃度が発酵茶を摂取したOLETFラットで効果的に低下することも観察された。

　そこで次に、ビワ葉混合発酵茶が脂質代謝に及ぼす影響をについて検討するために、発酵茶葉熱水抽出物を凍結乾燥した粉末飼料を正常なSD系雄ラットに4週間摂取させた。白色脂肪組織重量、血清および肝臓中性脂肪濃度が効果的に減少した。このような効果の一部は、肝臓における脂肪合成の抑制と褐色脂肪組織における脂肪の分解促進により引き起こされる可能性が示唆された[6]。

　混合発酵茶が脂質および糖質代謝改善などの機能性を発揮し、その作用機序の概要が明らかになったが、ヒトの健康に寄与することを目的として製造される機能性食品においては、実際にヒトで効果を発現することが重要である。そこでビワ葉混合発酵茶をヒトに摂取させてその効果を検証した。長崎県庁職員を対

図表5　ビワ葉混合発酵茶を摂取したヒトの体脂肪率と血中中性脂肪濃度の変化

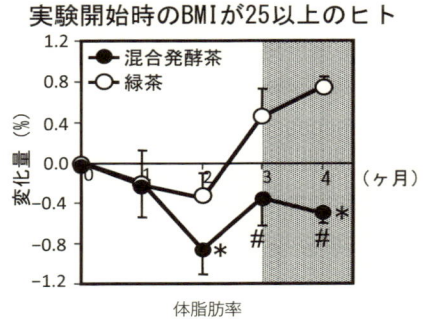
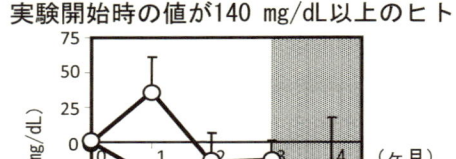
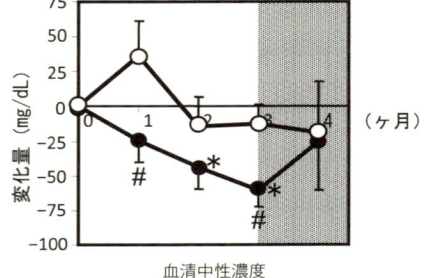

	摂取期間		*；実験開始時に対して有意差あり
	後観察期間		#；緑茶に対して有意差あり

象に、30歳から59歳の健常者49名にビワ葉混合発酵茶あるいは緑茶200mLを朝食、昼食および夕食時の1日3回12週間にわたって摂取させた。血中中性脂肪濃度は摂取開始時の値が140mg/dL以上の被験者で摂取開始4週後および12週後に混合発酵茶を摂取したヒトで緑茶摂取より低値を示した。また、体脂肪率は摂取開始時のBMIが25以上のヒトにおいて、摂取開始12週後に緑茶摂取より低かった。これらの結果から、ビワ葉混合発酵茶はヒトにおいて血中中性脂肪濃度および体脂肪を低減させることが明らかになった。

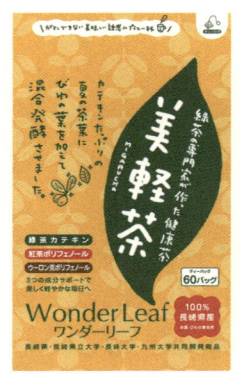
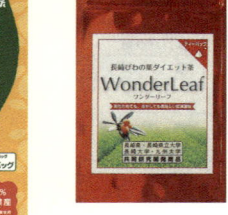

美軽茶（ワンダーリーフ）

ビワ葉混合発酵茶は世界初の方法で製造された新しい茶で、現在米国や中国を含め8件の特許を取得している。県内の茶生産者、ビワ生産者、茶販売業者、JA全農ながさきおよび県が共同で商品化へ向けた取り組みを開始し、2009（平成21）年10月に、「長崎びわの葉ダイエット茶（ワンダーリーフ）」の名称でティーバッグの形態で商品化され、現

在は「美軽茶」の名称で販売している。その後、製造業者および販売業者と連携して、ビワ葉混合発酵茶葉をそのまま微粉末化してスティック状の形態にした商品名「まるごと発酵茶」の販売を開始し、昨年度と今年度共に5億円以上の売り上げを達成した。これまで県内農産物を活用した機能性食品の開発に長

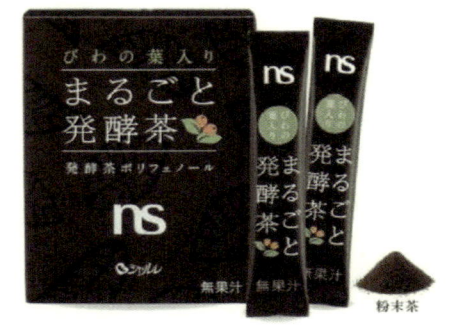

びわの葉入り　まるごと発酵茶

年携わってきたが、ついに商品化に至った。現在では全国の多くの大学で「大学発の商品」を販売しているが、この当時は大学と県が共同で開発した商品はほとんどなく、全国でも先駆的な成果であった。

（4）ツバキ葉と緑茶三番茶葉による発酵茶の機能性

　次に筆者が取り組んだのが、長崎県五島列島のツバキである。五島列島は日本有数のツバキの島として有名で、原生林の9割以上にヤブツバキが自生している。古くより実からツバキ油が生産され、東京都の大島に次ぐ生産量である。しかし近年、過疎化や高齢化により森林の荒廃、ツバキ実採取の担い手不足等により、ツバキ林の利用率は2％以下であり、大部分が未活用の状態である。その中でもツバキ葉のほとんどは利用されていない。そこで筆者らは、五島の活性化のためにこのツバキ葉の利用について検討した。ツバキ葉には、脂質濃度低下作用、血糖上昇抑制作用、抗酸化作用を有するサポニンが含まれることから機能性に対する期待がよせられる。ツバキ葉から直接製造した茶がラットの血糖上昇抑制作用や脂質濃度低下作用

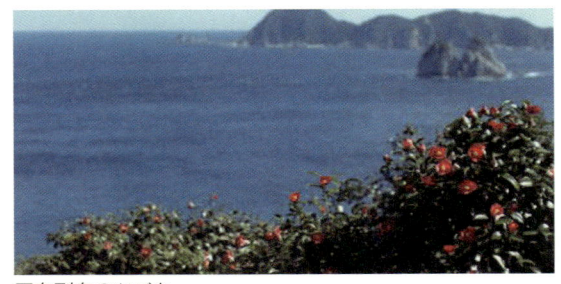

五島列島のツバキ

を有することを観察したが、ツバキ茶には強い苦味があり香味に劣ることから、そのままでは商品化には適さない。ツバキ葉にはビワ葉と同様にカテキン類の酸化を促進する成分が含まれることから、ビワ葉混合発酵茶と同じ製法で発酵茶の開発を行った。ツバキ葉と緑茶三番茶葉を1:9の割合で揉捻機を用いて20分間強く揉み込むことでツバキ葉混合発酵茶を製造したところ、紅茶風味で苦みもない飲みやすい発酵茶ができた。この発酵茶には、茶葉に由来するカテキン類、ツバキ葉に由来するサポニンやプロシアニジン類、発酵によりカテキン類から生成される紅茶ポリフェノール類が含まれていた。この発酵茶葉の熱水抽出物を凍結乾燥して粉末状にしたものを、糖尿病を自然発症するKK-A^{y}マウスに8週間摂食させると、血糖上昇が抑制され、このような効果は小腸における二糖類分解酵素活性の抑制により惹起される可能性が示唆された。

　次に、ツバキ葉混合発酵茶の血糖上昇抑制についてヒトでの効果を検討した。健康な成人（平均年齢44.0歳）に、早朝空腹時に白米とともにツバキ葉混合発酵茶あるいは緑茶を200mL摂取させてその後の血糖値を経時的に測定した。その結果、摂取30分後の血糖値が発酵茶を摂取した被験者で緑茶摂取より低い値を示し、ツバキ葉混合発酵茶はヒトにおいて食後の血糖上昇抑制効果を発揮することが認められた。

図表6　ツバキ茶混合発酵茶を摂取したヒトの食後血糖値

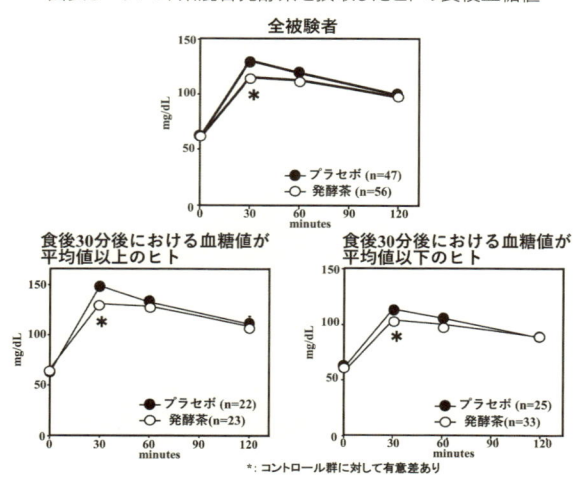

このような成果をもとに、五島で緑茶三番茶葉とツバキ葉を混合した「五島つばき茶」を製品化し、2010（平成22）年9月に販売を始めた。筆者が携わった2つ目の商品である。現在も五島や長崎県内で販売され、インターネットでも取り扱っており、

また関西の企業が五島つばき茶に難消化性デキストリンを添加した商品を機能性表示食品として販売している。

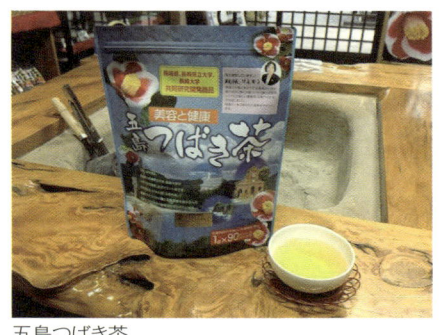
五島つばき茶

（5）摘果ミカンと緑茶三番茶葉による発酵茶の開発と機能性

　ミカンの特徴的な成分の一つがヘスペリジンで、ヘスペリジンは前述したように種々の機能性を有する。ヘスペリジンの含有率は未熟なものほど高く、果実の生育に伴って減少する。摘果した未熟果の多くは利用されず廃棄されているのが現状である。しかし、摘果ミカンにはヘスペリジンが多く含まれることから、機能性食品素材として十分に価値があると考えられる。ヘスペリジンは水溶性のルチノースと疎水性のヘスペレチンから構成されており、水溶液中ではそれぞれのヘスペリジン分子は疎水性部位を会合させて結晶化していることから、水に溶解しにくく、小腸からの吸収が極めて低い。その結果、ヘスペリジンが有する多くの機能性を生体内で発揮しにくい欠点がある。実際に摘果ミカンが脂質代謝改善効果を発揮することを筆者らは観察しているが、効果発現にはかなりの量を摂取しなければならない。そこで摘果ミカンに含まれるヘスペリジンが機能性を

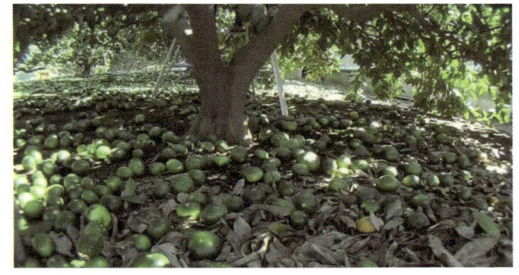
摘果ミカン

図表7　収穫時期とヘスペリジン含有率

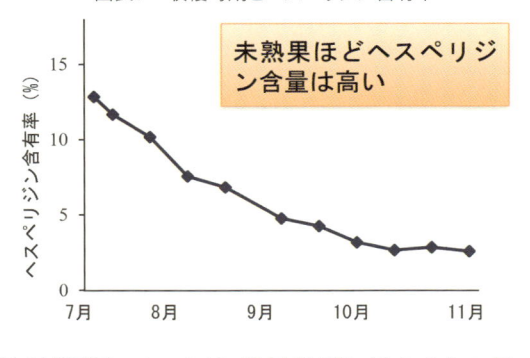

未熟果ほどヘスペリジン含量は高い

効果的に発現する方法について検討した。摘果ミカンはビワ葉やツバキ葉と同じようにカテキン類の酸化重合を促進する作用を有していることに注目した。農林技術開発センターの共同研究者は、緑茶三番茶葉と細分化した摘果ミカンを3：1の割合で混合し、揉捻機で20分間揉捻した。その結果、ミカン風味を呈する飲みやすい発酵茶が生成された。この発酵茶には、緑茶に由来するカテキン類、発酵により生成した紅茶ポリフェノール類、ミカンに由来するヘスペリジンやナリルチンなどが含まれていた。ミカン混合発酵茶に含まれる紅茶ポリフェノールやカテキン類とヘスペリジンを共存させると、ヘスペリジンは高い溶解を示し、ヘスペリジン単独の水溶液への溶解性に比べて約10倍高かった。この作用は、ヘスペリジンの疎水性部位にカテキン類や紅茶ポリフェノール類が上下から覆いかぶさることによって、ヘスペリジンの水との反発を和らげることにより発揮されると推察される。

　溶解性の向上によりヘスペリジンの生体内への吸収が促進することで、生理機能が発現しやすくなると考えられることから、本学においてこのミカン混合発酵茶を高血圧自然発症ラットに8週間摂食させて、血圧に及ぼす影響を検討したとこ

図表8　ヘスペリジンの構造とヘスペリジン可溶化のイメージ

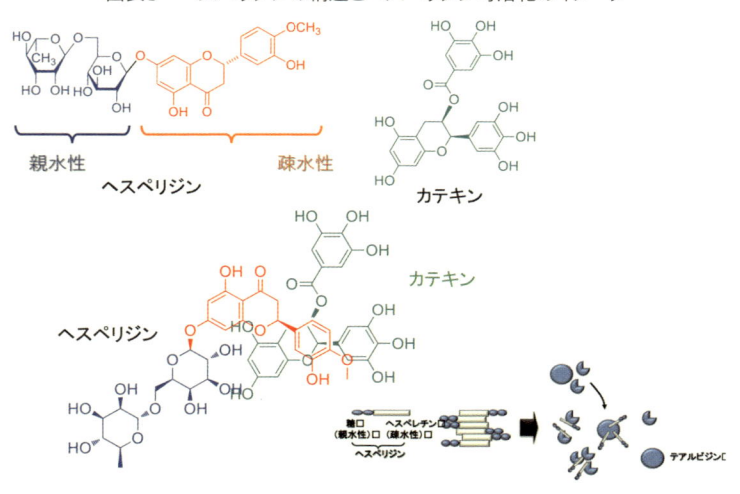

ヘスペリジンの溶解性向上の想像図

ろ、収縮期と拡張期の血圧の上昇が抑制された。次に、ミカン混合発酵茶のヒトでの効果について検討した。中心動脈がやや硬いヒトを対象に、8週間ミカン混合発酵茶を摂取させて血管の硬さに及ぼす影響に関する実験を行った。発酵茶を摂取した被験者で血管の硬さが経時的に減少する傾向を示し、摂取4週後と8週後に明らかに低減した。このことからミカン混合発酵茶はヒトにおいて、血管の弾力性を向上させる効果を有することが明らかになった。

このように、地元農産物と緑茶葉を活用し、製茶機械の揉捻機を利用するという新たな発酵茶の開発を行い、未利用資源の有効活用、健康に寄与する機能性の付与などのメリットを有する高品質の製品化につながった。

3.食塩を使わない新規練り製品の開発と機能性

筆者は、長崎県において独自の製法により開発された新たな魚由来のねり製品の機能性食品としての製品化にも関わってきた。

魚肉ねり製品は日本の伝統的な水産加工品であり、その特徴は独特の弾力である。冷凍変性した魚肉からは弾力のあるねり製品が製造できないことから,冷凍魚はねり製品の原料には適していない。そのため、ほとんどのねり製品は魚肉から作られる冷凍すり身を原料として生産されている。魚肉の冷凍保管およびねり製品の安定生産を可能にしたのが冷凍すり身であり、糖類および重合リン酸塩を加えることで魚肉の冷凍変性を抑制している。さらに,ねり製品特有の弾力を形成するには冷凍すり身における魚肉たんぱく質の溶解が必須であり、解凍したすり身に食塩を加えて擂り潰し、魚肉を溶解させる。溶解した魚肉を加熱することでゲル化し、ねり製品特有の弾力が形成される。したがって、安定してねり製品を生産するには食塩、糖類および重合リン酸塩が不可欠であり、これらの添加は調味目的ではないことから単純には減らすことができない。長崎県総合水産試験場の研究員はクエン酸ナトリウム(クエン酸Na)が食塩と同様に魚肉たんぱく質を塩溶解し、同時にたんぱく質の冷凍変性を抑制することを明らかにした。これらのことから、クエン酸Naを冷凍すり身に添加することで,一般のねり製品に添加して

いる食塩、糖類および重合リン酸塩を加えることなくねり製品を製造することを可能にした。

　一般に、ねり製品には食塩が含まれることから、高血圧を懸念する消費者などからは敬遠される傾向にある。開発したねり製品は食塩、糖類、重合リン酸塩の代わりにクエン酸Naのみを用いて調製するものである。そこで、食塩、糖類、重合リン酸塩を添加して調製した従来タイプの魚ねり製品とクエン酸Naのみで調製した新規製法の魚ねり製品が、高血圧自然発症ラットの血圧に及ぼす影響を本学において8週間にわたって比較検討した。従来タイプのねり製品摂取はラットの血圧を経時的に上昇させたが、クエン酸Naを用いたねり製品は血圧上昇を効果的に抑制した[7]。クエン酸Naのみで調製したねり製品は、血圧の上昇を懸念する消費者にとって有効な食素材になり、ねり製品の新たな需要の開拓に繋がると考えられる。

図表9　クエン酸ナトリウムを用いたねり製品を摂取したラットの血圧

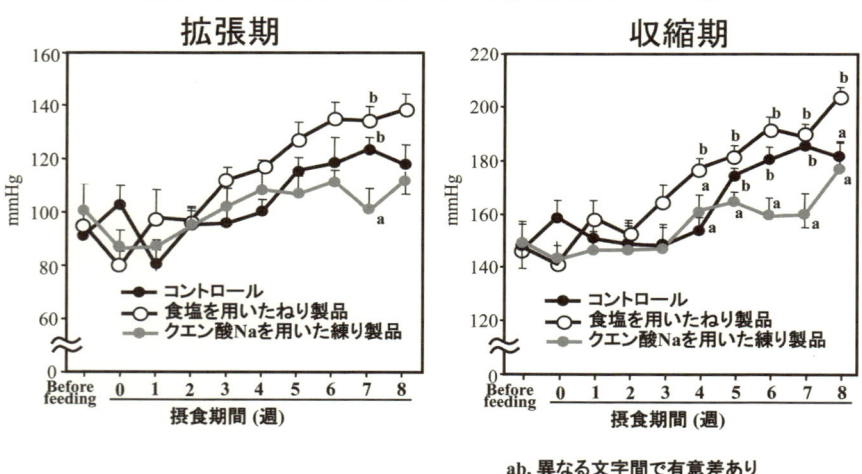

ab, 異なる文字間で有意差あり

その他の機能性評価

　筆者は、上記以外にも長崎県産農林水産物の機能性評価を行ってきた。大村湾に生息するクロナマコは一般に食用にされないことから、ほとんど漁獲されてい

ない。クロナマコの有効利用の一環として、脂質代謝に及ぼす影響を検討したところ、コレステロール低下作用を有することを観察した。

　松浦地区の海岸に生息するウニの一種であるガンガゼは繁殖力が強く、海洋環境に大きな影響を与え、磯焼けの原因の一つとされている。そこで、ガンガゼの食用への有用性について検討した。ガンガゼは、肝臓のコレステロールと中性脂肪濃度を低下させた。

　長崎県のいりこ製造量は日本一で、全国で製造されるいりこの約2割を占めている。県内でいりこの生産量が最も多いのは佐世保市で、ここで製造されるいりこの品質は高く評価されている。いりこはカルシウムや多価不飽和脂肪酸であるDHA、EPA、ビタミンD、ペプチド、タウリンなど日本人に不足しがちな栄養素や生活習慣病の予防に有効な成分を多く含んでいる。著者らは、いりこが肝臓中性脂肪濃度を低下させることを示した。

　長崎県農林技術開発センターは、ポリフェノールのアントシアニンを含むことで赤色を呈する新品種ジャガイモ「西海31号」を開発し、「ドラゴンレッド」として商標登録されている。ドラゴンレッドは中性脂肪低下作用を発現し、その作用の一部がアントシアニンに起因すると推察された。

　ハナビラタケは大型キノコの一種で、現在松浦市で人工栽培されている。ハナビラタケは白色脂肪組織重量および肝臓コレステロール濃度を低下させる作用を有することが明らかになった。

　その他にも、長崎県総合水産試験場が開発した魚味噌がコレステロール濃度低下効果を発揮すること、近年長崎県で品種更新を進めているいちご「ゆめのか」が脂質代謝改善作用を有することを示してきた。

　我が国の農業総産出額は、1984年をピークに漸減しており、現在も減少傾向にある。それに対して、長崎県農業産出額は2003年頃から増加に転じ、2016年の長崎県の産出額は7年連続で増加し、10年前の2006年との比較では119.0％で、その伸び率は全国第2位である。このような長崎県の産出額増加の一因とし

て、長崎県が農業振興のための重点研究テーマを掲げ、それに積極的に取り組んできたことが挙げられる。そのテーマの一つに、「資源利用・機能性等に着目した新用途・新商品開発」があり、このような長崎県の農林水産業への積極的な支援が全国に先駆けて産出額の増加に繋がった一因と考えられる。筆者らは、長崎県産農産物および未利用の産物に機能性などの付加価値を見出して、これまでにない方法で新たな製品を創生することにいち早く取り組んできたが、これまでの取り組みが今後の長崎県の農林水産業の発展に少しでも寄与するのであれば幸いである。

引用文献

1 Tanaka K, Fukuda M, Ikeda I, Sugano M, (1994) *J Nutr Sci Vitaminol,* 40, pp.325-333.

2 Tanaka K, Sakai T, Ikeda I, Imaizumi K, Sugano M, (1998) *Biosci Biotechnol Biochem,* 62, pp.1369-1375.

3 Tanaka K, Ikeda I, Kase A, Koba K, Nishizono S, Aoyama T, Imaizumi K,(2003) *J Nutr Sci Vitaminol,* 49, pp.100-106.

4 Tanaka K, Nishizono S, Makino N, Tamaru S, Terai O, Ikeda I, (2008) *Biosci Biotechnol Biochem,* 72, pp.686-693.

5 宮田裕次・田中隆・野田政之・玉屋圭・松井利郎・西園祥子・田丸靜香・田中一成,(2009)「日本食品科学工学会誌」56, pp.647-654.

6 Tanaka K, Tamaru S, Nishizono S, Miyata Y, Tamaya K, Matsui T, Tanaka T, Echizen Y, Ikeda I, (2010) *Biosci Biotechnol Biochem,* 74, pp.1606-1612.

7 桑原浩一・井上 舞・安本早穂子・鳥巣雄洋・野口絵理香・久保久美子・田丸靜香・永田保夫・田中一成,(2018)「日本水産学会誌」84, pp.254-260.

我が国の震災から学ぶ災害時の健康と栄養
―被災時の食事を考える―

栄養健康学科　　湯浅　正洋

　我が国は地震や水害などの災害が多発する国であり、災害時を想定した食糧備蓄は有事において重要な役割を果たす。近年、我が国では、東日本大震災（2011年3月）、熊本震災（2016年4月）および北海道胆振東部地震（2018年9月）など大型の地震が発生している。また、台風による風水害も毎年日本各地で発生しており、我が国で暮らす以上は突然の災害で生活や食事が制限される可能性は低いとは言えない。一方で、太平洋側に面した地域が甚大な被害を受けることが予想される「南海トラフ地震」が数十年以内に発生することも予想されている。そのため、災害を想定した食糧の備蓄や災害後の食料供給システムを構築することが急務である。本章では、我が国でこれまでに発生した震災を例に挙げ、実際に被災地の避難所で配布された食事内容と問題点を解説する。また、災害後の食事提供の流れや、個人の食糧備蓄量について具体的にまとめた。

1. 災害後の避難所における食事

　避難所などにおける災害後の食事は、その災害の規模によりさまざまである。東日本大震災後の場合、避難場所ごとでその対応は異なっているが、その1例を図表1に示した。K避難所における震災後約2週間後の食事であるが、1食あたりおにぎりやパン1個にみそ汁や漬け物やハムが数枚程度である。災害の規模等により異なるが、上述の食事例からも、避難所では必ずしも十分な食事を食べるこ

図表 1　東日本大震災後の K 避難所の食事

日付		食事内容
3 月 24 日	朝	おにぎり 1 個、魚缶詰、漬物
	昼	パン 1 個、コーヒーゼリー 1 個
	夕	おにぎり 1 個、馬肉チャーシュー
3 月 25 日	朝	おにぎり 1 個、漬物、みそ汁
	昼	おにぎり 1 個、みそ汁
	夕	おにぎり 1 個、みそ汁、ハム 1 枚
3 月 26 日	朝	おにぎり 1 個、ハム 1 枚、豆乳 1 本
	昼	おにぎり 1 個、ニシンの昆布巻き
	夕	おにぎり 1 個、ゆで卵 1/2 個、らっきょう（炊き出し：カレー）

（出所）迫和子（2011）を一部改変。

とができない場合がある。

　このような背景から、厚生労働省は「避難所における食事提供の計画・評価のための栄養の参照量（以下、栄養参照量）」として、1歳以上、1人1日当たりの栄養素等の量の目安を示している（図表2）。これらは、炊き出し等により食事を提供する場合の栄

図表 2 避難所における食事提供の計画・評価のための栄養の参照量（1 歳以上、1 人 1 日当たり）

栄養素等	参照量
エネルギー	1,800〜2,200kcal
たんぱく質	55g以上
ビタミン B_1	0.9mg以上
ビタミン B_2	1.0mg以上
ビタミン C	80mg以上

（出所）厚生労働省（2016）

養量であるが、エネルギー、たんぱく質およびビタミンが示されている。たんぱく質は筋肉や臓器などを構成する重要な栄養素の1つである。ビタミン B_1 およびビタミン B_2 はエネルギー代謝に、ビタミンCは抗酸化作用およびコラーゲン合成に関与するビタミンである。ビタミンCはストレスが多い場合に消費しやすいことも知られている。これらのエネルギーおよび栄養素は、短期間の摂取不足で健康障害が生じる可能性があることから、災害時に優先して確保すべき栄養素等として提示されている。個々人でこの数字を守ることは困難である場合が多いが、これらの栄養素等は不足なくとることが望まれる。ここで、上述のK避難所で配布された食事（図表1）について、その栄養量を見てみる（図表3）。K避難所の食事は、全ての栄養

図表3 東日本大震災後のK避難所の食事の栄養価

栄養素等	摂取量
エネルギー	785 ± 91kcal
たんぱく質	22.5 ± 4.6g
ビタミン B_1	0.31 ± 0.07mg
ビタミン B_2	0.23 ± 0.05mg
ビタミン C	21.9 ± 6.3mg

Means±SD
（出所）湯浅正洋ら（2013）を一部改変。

素等の量が栄養参照量の半分以下であった。以上より、災害時に配布される食事はその栄養量が十分でない可能性があるため、自身で食事を確保する必要がある。

2. 災害後の食事提供の流れ

　我が国において、地震などの災害後における食事・栄養補給の流れがマニュアル化されている（図表4）。災害後の時間経過をフェイズ0〜3の4段階で分類し、それぞれのフェイズにおける食事提供の方法が決められている。フェイズ0（災害後24時間以内）は、高エネルギー食品（主食：おにぎりやパン）や水の提供が優先され、炊き出しが行われることは稀である場合が多い。フェイズ1（災害後72時間以内）では、早ければ炊き出しが開始されるが、ここではまだエネルギー・水の確保が優先される。フェイズ2（4日目〜1ヵ月）以降にようやく、たんぱく質・ビタミン・ミネラルへ配慮した食事や弁当が提供される。一方で、これは順序良く食事が提供できる場合の提供方法であり、東日本大震災後のように全ての避難所で即座に対応できない

図表4　災害時の食事や栄養補給の活動の流れ

フェイズ	フェイズ 0	フェイズ 1	フェイズ 2	フェイズ 3
	震災発生から			
	24時間	72時間以内	4日目〜1ヵ月	1ヵ月以降
栄養補給	高エネルギー食品の提供		たんぱく質不足への対応	
			ビタミン、ミネラルの不足への対応	
被災者への対応	主食（パン・おにぎりを中心）	炊き出し	弁当支給	
	水分補給			

（出所）国立健康・栄養研究所および日本栄養士会（2011）を一部改変。

場合や、北海道胆振東部地震後のように一時的であっても高速道路や航空便などの物資輸送経路の遮断などがある場合は、栄養価に配慮した食事の提供が迅速に開始されない場合もある。

3.避難所の食事がヒトの栄養状態に及ぼす影響

　これまでに災害後の避難所で提供された食事はさまざまであるが、避難所の食事がヒトの栄養状態に及ぼす影響は不明な点が多い。実際に栄養参照量が提示されてはいるものの、その根拠も乏しい。そこで、近年生じた震災の中で最も規模が大きく、食事についても十分量が配布されなかった東日本大震災後の避難所における食事を例に、避難所の食事（災害食）がヒトの栄養状態へ及ぼす影響を実験的に検証した。実験は健常な20〜60代男女計9名で行い、K避難所における食事等（図表1）を参考に6日間の災害食試験を行った。災害食は1〜3日目はおにぎりのみを、4〜6日目はおにぎりに魚や肉の缶詰を追加した食事を食べ、体重やビタミン栄養状態の変化を確認した。その結果、わずか3日間の災害食により、体重や筋肉は落ち（図表5 A,B）、6日後には血液中のビタミンB_1、ビタミンB_2およびビタミンCの濃度が、特に女性で顕著に低下した（図表5 D、E、F）。以上より、避

図表5　災害食試験時の被験者の栄養状態の変化

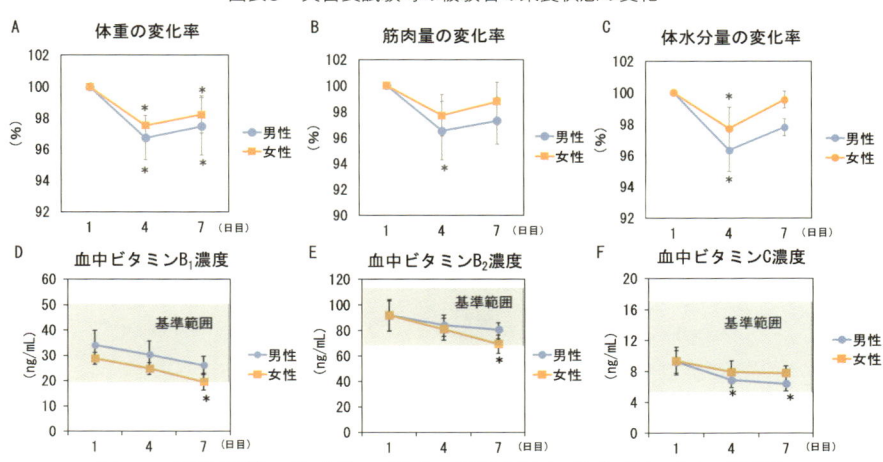

Means±SD （男性n=5, 女性n=4）. * $p<0.05$ (Scheffe's F test) (vs1日目).
（出所）湯浅正洋ら（2011）を一部改変。

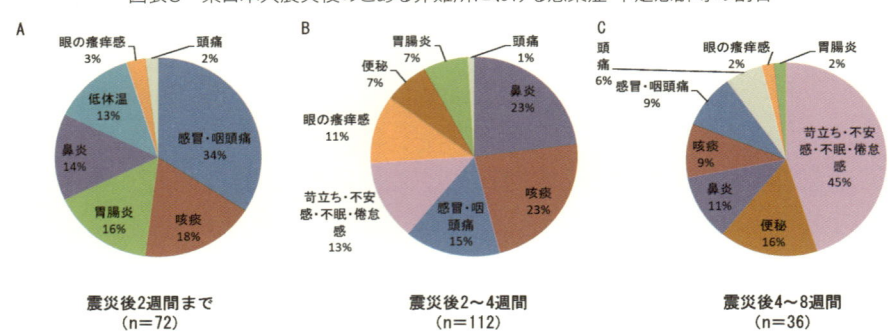

図表6 東日本大震災後のとある非難所における感染症・不定愁訴等の割合

A 震災後2週間まで
(n=72)

B 震災後2〜4週間
(n=112)

C 震災後4〜8週間
(n=36)

(出所)高山真ら(2011)を改変。

難所で配布される食事は十分な量でない場合があり、栄養不足を招く可能性が考えられる。

　他方、東日本大震災後の避難所生活による健康状態への影響についての研究報告を見ると、避難所生活が短い時期(2週間以内)では風邪症状や胃腸炎などの感染症と思われる症状を訴える者が多いのに対し、避難所生活が4〜8週間目になると苛立ち・不安感・不眠・倦怠感や便秘などの不定愁訴を訴える者が増えていた(図表6)。この原因として、避難所生活が長引くにつれ被災者の精神的なストレスが上昇したためだと推察される。ストレスが多い状態ではビタミンCの消費量が上昇することも知られており、避難所生活が長引く場合は、感染症や精神的なストレスなどにより、上述の災害食試験以上に栄養状態が悪化する場合もあると考えられる。

4. 災害時を想定した個々人における食糧備蓄量

　ここまでの解説を踏まえると、災害後は十分な食事が必ずしも食べられず、また、災害の規模によっては健康・栄養状態が悪くなる可能性がある。そこで、個々人における備蓄が重要であると考えられるが、どの程度の食糧を備蓄すべきであろうか。

　上述した災害時の栄養・食生活支援マニュアルでは、初めの3日間の食事は

エネルギー補給優先で、ビタミンなどまで管理された食事提供は4日目以降に実施される。また、災害発生時の被救助者の生存率は4日目以降激減することが知られている。他方、東日本大震災後は、地域によっては電気の復旧に1週間、水道の復旧に10日間かかった地域もある。これら災害時の事情を踏まえると、3〜7日分の食糧備蓄が最低限必要であると考えられる。内閣府が示した「防災基本計画」でも、最低3日間、推奨1週間分の食料、飲料水を国民自らが備蓄するよう示されている。本学の所在地である長崎県においても、国の防災基本計画にならい、「災害時の物資備蓄等に関する基本方針」において「県民自ら最低3日以上の備蓄に努める」との表記がある。長崎県の市町では被災により自ら備えた備蓄品を持ちだすことができない避難者（全壊等被害者）を市町民の5％程度と算出しており、この者たち以外の備蓄は行われていない。そのため、長崎県民においても最低限の食糧備蓄が必要である。長崎県民の個人の食糧備蓄量に関する報告はないが、2011（平成23）年国民健康・栄養調査の調査結果によると、我が国において各世帯で備蓄をしている者の割合は全体で47.4％であり、九州については25.4％（九州北部）および23.5％（九州南部）であることが示されており、長崎県民は食糧を備蓄している者の割合が少ないことが予想される。地震のみならず豪雨や台風による風水害などの災害はいつどこで生じてもおかしくない。長崎県をはじめ、わが国において個々人で食糧備蓄をする者が、今後増加していくことが望まれる。

　それでは、具体的にどのような食糧を備蓄すべきであろうか。第一に重要なものが水である。当然であるがヒトは水なしでは生きることができない。ヒトが1日に必要な水の量は1人当たり1〜2Lである。米の洗浄や炊飯時、汁物やカップラーメンの調製などにも水が必須であることから、1人当たり1日3Lの水があると良い。水を3日分備蓄するとなると、1人9L、2Lペットボトルで約5本の備蓄が必要となる。また、この水には食器類の洗浄水は含まれていない。水を節約するために、紙皿、紙コップ、割り箸およびプラスチックの使い捨てスプーンなどを備蓄すると、食器の洗浄に必要な水が不要となる。また、ラップがあれば皿に巻いて使用し、食

後にラップをはがして捨てれば、皿の洗浄が不要となる。後述するが、備蓄する米も無洗米などの洗わずに炊くことができる米を備蓄しておけば、洗米に必要な水も節約できる。このように、水についてはなるべく飲食に利用する水のみとなるように、備蓄を工夫することが重要である。他方、災害直後に水道が使用可能であれば、清潔な空きペットボトルに水道水を汲んでおくとよい。季節にもよるが、水道水を直射日光を避け涼しいところで保管しておけば、水道水に含まれる塩素の消毒効果で3日程度は飲水可能である。この場合、汲んでおく水道水は浄水器を通してはならない。なぜなら、浄水後の水は塩素を含んでおらず、長持ちしないためである。

　有事において水の次に重要な食糧は主食となる米である。米はエネルギー源となる食品である。災害直後においても、エネルギー補給のために、まずはおにぎりが配布されることが多い。1食の米の必要量は1人あたり生で75g（約2分の1合）である。これが、炊きあがった飯の重量でお茶碗1杯に相当する。毎食ご飯を食べることを想定すると1人当たり1日225g（約1.5合）、3日間で675g（5合弱）が必要となる。米飯のみでは飽きがくることが予想されるため、常温で備蓄できるふりかけやゆかり、加熱が不要なレトルトカレーなどを一緒に備蓄するとよい。また、無洗米やアルファ米を備蓄すると水を節約できる。アルファ米はなじみのない米かもしれないが、炊き上げた米から速やかに水分を除いたものである。自然に冷めて固くなった米飯とは違い、炊飯後の状態で水分だけを失っているため、水を加えるだけで炊き上げた状態の米に戻る。アルファ米は水とお湯のどちらでも調製可能であり、1食ずつに分けてある製品も多いので、食事の準備も簡単である。また、わかめや五目の混ぜご飯やかやくご飯、山菜おこわやピラフなど、さまざまな味付けのものも販売されているため、いくつかの味を備蓄しておけば、米の飽きも防ぐことができる。アルファ米はいずれも賞味期限が4-5年のものが多いので、長期間保管が可能である点も優れている。一方、米ばかりでなく、乾パン、パンの缶詰、シリアルおよび乾麺などの米以外の主食を備蓄してもよい。災害時の自宅に小麦粉や白玉粉が残っている場合はこれも活用できる。これらを水とこねて茹でると、前者で

は団子、後者ではすいとんができる。長期的な避難生活が余儀なくされる場合には、このような工夫により主食を食べるとよい。

　次にたんぱく質の摂取源となる食糧について解説する。たんぱく質を含む食品として肉、魚、卵、牛乳・乳製品および大豆製品がある。カニ、サンマの蒲焼、サバの水煮、シーチキンおよび焼き鶏などは、缶詰で販売されている。このような長期保存が可能なものを、1人あたり1食1つほど準備するとよい。3日間では1人あたり9つが必要となる。約60日間の常温保存が可能な牛乳であるロングライフミルクは、そのまま飲むだけでなく主食であるシリアルに利用することもできる。賞味期限が約10ヵ月間のロングライフ豆腐も販売されている。このように、たんぱく質の摂取源となる食糧についても、数種類を準備することで、飽きずに食事ができると考えられる。なお、缶詰はタブが付いていて缶切りなしで空けることができるタイプを備蓄しておくと、道具がなくても開封し、食べることができる。

　次にビタミン・ミネラルの供給源となる食糧の備蓄について解説する。災害食試験の結果（図表5）からも、わずか6日でビタミン栄養状態は悪化していく。一方で、ビタミンは野菜や肉、魚類などの生鮮食品に含まれているが、これらの備蓄は困難である。そこで、ビタミン剤の備蓄を勧めたい。備蓄するビタミンはマルチビタミンタイプで、同様に不足の心配があるミネラルも含むものである方が望ましい。サプリメントは使用期限も2〜3年と長く、少量の水さえあれば飲むことができる。さらに、サプリメントのビタミン類は食品中と違い遊離型であり、吸収率も良いことから、既に栄養状態が悪くなった者においてもその効果が期待できる。このほか、ビタミンを含むジュースやゼリーなどもあり、これらが備蓄されていれば、サプリメントや錠剤が飲めない子どもや高齢者におけるビタミン摂取が期待できる。他方、被災直後にイモや根菜類であるジャガイモ、サツマイモ、ダイコンおよびニンジンなどが自宅にある場合は、これらも積極的に活用する方が良い。これらは常温保存できるうえ、ビタミンCやβ-カロテンなどのビタミン類を多く含んでいるためである。

　この他、ビスケット菓子やようかんなどで長期間保管ができるものも登場してい

る。備蓄スペースに余裕があれば、個々人の食嗜好を考慮し、このような嗜好品を備蓄することも重要である。

　最後に忘れてはならないのが調理時の熱源である。ガスや電気が使用できる状況であれば問題ないが、食品の加熱が出来ない場合は食事や調理の幅が狭くなる。また、冬の寒い季節には、温かいご飯やみそ汁はとてもありがたいものである。調理のための熱源としては、カセットコンロとガスボンベを準備するとよい。その使用頻度にもよるが、ガスボンベは1日の調理で1人約1本、3日間で3本あると安心である。

　大型地震後の津波や風水害など、せっかく備蓄した食糧が水や土砂に埋もれて使用できない場合も想定される。そのため、備蓄する際は大きなリュックなどにまとめておくと、急な災害時に迅速に持ちだすことができる。一方で、災害が起こらず備蓄した食糧を廃棄する場合もある。これではせっかくの食糧が無駄になるため、ローリングストック法により日常的に備蓄を利用することも必要である。ローリングストック法とは、古いものを使用し、新しいものを補充する方法を指す。食糧備蓄では、期限が来る前にその食品を日常的に食べ、食べた分だけ補充する方法をとる。これにより、食糧の廃棄もなくなり、また、新しいものも補充するため、常に食糧が備蓄された状態が続く。「災害食の日」など、数ヵ月に1度備蓄を食べる日を設け、古くなった食糧を実際の被災時を想定して調理するなど、無駄なく食べるのみでなく、被災時の食事調製の予行練習を行っておくこともよいであろう。

　なお、上述した備蓄品の種類や量については図表7にまとめた。この他に献立例や簡単レシピ、食糧備蓄の特徴等についての詳細は、農林水産省の「緊急時に備えた家庭用食料品備蓄ガイド」「家庭用食料品備蓄に関するリーフレット」および「災害時に備えた食品ストックガイド」などを参考にしてほしい。

図表 7　災害時等を想定した食糧および食事に関する主要な備蓄品（1人分）

分類	食糧等備蓄品	必要量(毎食の場合)			備考
		1回分	1日分	3日分	
水	水	−	3L	9L	3日分＝2Lペットボトル5本
					7日分＝2Lペットボトル11本
エネルギー源	米	75g(2分の1合)	225g(1.5合)	675g(約5合)	無洗米・アルファ米だと洗浄水が節約できる。
	乾パン／パンの缶詰	1個	3個	9個	米に比べて高価である。
	乾麺(うどん、そば、パスタなど)	100g	300g	900g	湯が沸かせないと食べることができない。ソースやつゆが必要となる。
	カップめん・即席めん	1個	3個	9個	湯が沸かせないと食べることができない。
	シリアル	50g	150g	450g	ロングライフミルクと合わせて備蓄するとよい。
ご飯の味付け	ふりかけ	1個	3個	9個	小分けされているものであれば数の管理がしやすい。
	レトルトカレー	1個	3個	9個	加熱せずに食べることができるものもある。
	梅干、漬け物類	1個 (漬け物は10g)	3個 (漬け物は30g)	9個 (漬け物は90g)	
	海苔	1.5g (2分の1枚)	4.5g (1.5枚)	13.5g (約5枚)	
たんぱく質源	缶詰類(カニ、サンマの蒲焼、サバの水煮、シーチキン、焼き鶏など)	1個	3個	9個	缶切がなくても開封できるタイプを備蓄するとよい。
	ロングライフ牛乳	1個 (200mL)	3個	9個	
	ロングライフ豆腐	1個 (200〜300g)	3個	9個	冷や奴で食す場合はしょうゆが必要である。
ビタミン源	マルチビタミンサプリメント	−	−	1ボトル	ミネラルも配合されたものだとよりよい。
	ビタミン強化飲料	150〜200mL	600mL	1.8L	錠剤が苦手な子どもや高齢者でも手軽にビタミン摂取が可能である。
	ビタミン強化ゼリー飲料	1個	3個	9個	錠剤が苦手な子どもや高齢者でも手軽にビタミン摂取が可能である。

分類	食糧等備蓄品	必要量(毎食の場合)			備考
		1回分	1日分	3日分	
嗜好品	果物、ビスケット、ようかん、ケーキなどの缶詰	−	−	−	自身の嗜好に合わせて可能な量を備蓄する。
	トマトジュース／野菜ジュース	−	−	−	トマトジュースであれば米と合わせてリゾットができる。
その他	カセットコンロ	1〜2台			
	ガスボンベ	1/3本	1本	3本	
	紙皿	1〜2枚	3〜6枚	10〜20枚	
	紙コップ	1〜2個	3〜6個	10〜20個	
	割り箸	1〜2膳	3〜6膳	10〜20膳	
	ティッシュ類	−	−	1箱	ウェットティッシュだと食前の手の洗浄が可能である。
	ラップ	−	−	1つ	皿に巻いて使用すれば、皿の洗浄が不要である。

※ローリングストック法により古くなった食品は日常的に入れ替えていくとよい。
※1日分および3日分はそれだけを食べる・飲む場合の量を示した。食糧は適宜組み合わせて備蓄すると飽きがこなくてよい。

5.まとめ

　本章では、我が国でこれまでに発生した震災を例に挙げ、実際に被災地の避難所における食事やその問題点、個々人における食糧備蓄量について解説した。今回は被災時の食事を考えたが、食糧備蓄は災害時以外にも役に立つ。例えば、テロや新型インフルエンザ流行時など、災害時でなくても外出が困難になるケースは存在する。いつ何が起こるか分からない時代であるからこそ、もしもの時を想定した食糧の備蓄が重要であると考えられる。今回は個人レベルの食糧備蓄に焦点を当てたが、食品以外の備蓄(電池、ランプ、使い捨てトイレおよび救急セット)なども含め、個々人で十分な備蓄を行うことで、有事において自身や家族を守ることができると考えられる。

参考文献

一般財団法人 日本気象協会「備蓄の心得　ローリングストック法について」

https://tokusuru-bosai.jp/stock/stock03.html, 2019年6月6日最終アクセス.

厚生労働省(2013)「平成23年国民健康・栄養調査報告」

https://www.mhlw.go.jp/bunya/kenkou/eiyou/dl/h23-houkoku.pdf, 2019年6月6日最終アクセス.

国立健康・栄養研究所および日本栄養士会(2011)「災害時の栄養・食生活支援マニュアル」

https://www.dietitian.or.jp/assets/data/learn/marterial/h23evacuation5.pdf, 2019年6月6日最終アクセス.

湯浅正洋・橋本知美・松本希美・澤村弘美・松井朝義・岸本祐樹・石神昭人・邊敏明(2013)「災害後の避難所における食事およびビタミン強化食品による体内ビタミン栄養状態への影響」『微量栄養素研究』Vol.30, pp.7-12.

迫和子(2011)「災害時の栄養問題と管理栄養士・栄養士の必要性」『日本栄養士会雑誌』Vol.54, pp.470-473.

高山真・沖津玲奈・岩崎鋼・渡部正司・神谷哲治・平野篤・松田綾音・門馬靖武・沼田健裕・楠山寛子・平田宗・菊地章子・関隆志・武田卓・八重樫伸生(2011)「東日本大震災における東洋医学による医療活動」『日本東洋医学雑誌』Vol.62, No.5, pp.621-626.

内閣府(2018)「防災基本計画」

http://www.bousai.go.jp/taisaku/keikaku/pdf/kihon_basic_plan180629.pdf, 2019年6月6日最終アクセス.

長崎県(2015)「災害時の物資備蓄等に関する基本方針」

https://www.pref.nagasaki.jp/shared/uploads/2015/03/1427156943.pdf, 2019年6月6日最終アクセス.

農林水産省(2014)「家庭用食料品備蓄に関するリーフレット」

http://www.maff.go.jp/j/zyukyu/anpo/gaido-kinkyu.html, 2019年6月6日最終アクセス.

農林水産省(2014)「緊急時に備えた家庭用食料品備蓄ガイド」

http://www.maff.go.jp/j/zyukyu/anpo/pdf/gaido_160511_1.pdf, 2019年6月6日最終アクセス.

湯浅正洋・澤村弘美・榎原周平・松井朝義・渡邊敏明(2011)「災害時におけるビタミン栄養の確保（災害栄養-ビタミン・ミネラルから食事と健康まで-)」『ビタミン』Vol.85, No.8, pp.389-399.

シリーズ「大学と地域」刊行にあたって

プロジェクトチーム

古河　幹夫　　三戸　　浩　　綱　　辰幸

村上　雅通　　永野　哲也　　田中　一成

　かつて地方の若者が都市部に職と希望を求めて引き寄せられていった時代があった。明治時代から日本が近代国家をめざして権限と資金と人材を東京に集中させ、全国がその方向に従ってきた。だが、経済発展を遂げモノが溢れる時代を迎えて、人々は経済よりも文化や人とのつながりに、開発よりも馴染んできた生活様式への回帰に、スピードと競争よりも緩やかに流れる自然のリズムに心を惹かれつつあるのではないか。地域創成には各地方の切実な願いが込められているが、時代の底流での変化をも見る必要があるだろう。

　地方に存在する大学には地域創成にさいして「知」の中心になることが期待されている。大学はユニバーシティと称されるが、ユニバースは「世界」を意味する。その世界とは広くは宇宙のことであり、ビッグバンによる宇宙の始まりから生命の誕生、ヒトが出現し幾多の工夫・発明、争いと社会統合を経てこの地球で繁栄するにいたり、さまざまな宗教と言語をもった地域・国々を擁する現在の世界である。異なる文化間の相互理解は進みつつあるとはいえ、文明的な収斂の方向とアイデンティティへの固執との相克に世界は苦悶しているかに見える。大学とはこのユニバースの秘密、人間にかかわるすべてのことを考察・究明し、より良い社会のありようを議論する場であった。

　今日、大学は必ずしも学問・研究だけの場所ではない。18歳人口の過半数が大学に進学する時代において、職業につながる知識・技能、思考力やコミュニケーション力などを養う場所でもある。しかし、何らかの専門領域に関する基礎的知識を習

得することで、知の領域の宏大さと深さへの関心を培ってほしいと大学教員は願っている。

　長崎県立大学は学部学科改組を行い、今や5学部9学科を擁する九州でも有数の公立大学である。「大学と地域」と題するシリーズにおいて5つの学部がそれぞれ書籍を刊行することになった。各学部の研究内容をわかりやすく紹介している。長崎の地に根差した知の創造を志向するものも、また大都市の大学に負けない普遍的な研究を志向するものも含まれている。高校生や大学生の知的好奇心を喚起し、県立大学で皆さんと共に知を探究する議論ができることを期待している。

長崎県立大学 看護栄養学部『健やかな生のために［看護と栄養］』執筆者紹介

（職位、五十音順）

田中　一成（長崎県立大学 看護栄養学部 栄養健康学科 教授）

　　　　副学長。栄養学、特に脂質栄養学を専門とする。長崎県産農林水産物の機能性評価を行い、機能性食品の開発を目指した取り組みを実施している。大学では「基礎栄養学」「代謝栄養学」「機器分析演習」などを担当している。著書に『茶の機能』（共著）がある。

大塚　一徳（長崎県立大学 看護栄養学部 看護学科 教授）

　　　　学部長。専門は教育認知心理学、教育工学。大学では「教育心理学」「発達心理学」「認知心理学」「教育方法技術論」などの講義を担当。共著書に、『脳とワーキングメモリ』（京都大学学術出版会）『ワーキングメモリと教育』（北大路書房）、『認知と思考の心理学』（サイエンス社）等がある。

木村　チヅル（長崎県立大学 看護栄養学部 看護学科 講師）

　　　　専門は老年看護学。看護師。社会福祉士。急性期病院で看護師として勤務後、地域包括支援センターで主任介護支援専門員として実務を経験。大学では「老年看護学Ⅱ」「高齢者とのふれあい実習」「老年看護学実習」「社会福祉論」を担当。

坂本　仁美（長崎県立大学 看護栄養学部 看護学科 助教）

　　　　専門は基礎看護学。主な研究課題は「看護学士課程における地域包括ケアを内包したコンピテンシー学修成果指標の開発」「看護基礎教育課程における看護情報学アドバンストカリキュラム開発のための質問紙調査」など。

重富　勇（長崎県立大学 看護栄養学部 看護学科 講師）

　　　　専門領域は精神看護学。大学では「精神看護の実践と技術」「精神看護学実習」「しまの健康実習」などを担当している。長年の臨床での精神看護経験から、精神科看護技術と看護師のストレス関連を研究テーマとしている。また、精神障がい者の地域移行地域定着の調査研究を行っている。

堂下　陽子（長崎県立大学 看護栄養学部 看護学科 講師）

　　　　専門は精神看護学。担当科目は精神看護学概論、Ⅰ、Ⅱ、実習である。これまで精神障害者の地域生活支援や家族看護、精神看護学教育に関する研究を行ってきた。現在は精神疾患をもちながら子育てしている親子への支援についての研究や訪問看護師の語りの会を定期的に開催している。

永峯　卓哉（長崎県立大学 看護栄養学部 看護学科 准教授）
　　　　　専門は基礎看護学。大学では、看護学概論、看護の技術に関する科目を担当している。アクティブラーニングを積極的に導入し、学生の活動的な学びを促す方法や効果的な技術教育の方法について関心をもって教育・研究を行っている。

中村　鈴子（長崎県立大学 看護栄養学部 看護学科 元教授）
　　　　　30年余り厚生労働省管轄の看護師養成教育課程機関に従事し、看護教育、死生学教育について研究してきた。大学では、小児看護学を専門とし、「小児看護学概論」「小児看護学Ⅱ」「看護の倫理」「看護研究」等を担当している。子供の成長発達に応じた子供の健康教育について研究に取り組んでいる。

新田　祥子（長崎県立大学 看護栄養学部 看護学科 講師）
　　　　　専門は母性看護学。大学教育では、主に母性看護学分野の教育を行っており、「母性看護学Ⅱ」「母性看護学実習」等の科目を担当している。研究では、周産期における意思決定及び在日母子保健について研究を行っている。

林田　りか（長崎県立大学 看護栄養学部 看護学科 准教授）
　　　　　専門は小児看護学。担当科目は、小児看護学概論、小児看護学Ⅱ、小児看護学実習など。子どもとその家族が自分らしく生活できるような環境づくりを目指している。主な研究課題は、育児中の両親および子どものQOLの尺度開発など。共著書に『QOL学を志す人のために』（丸善プラネット）がある。

三重野　愛子（長崎県立大学 看護栄養学部 看護学科 講師）
　　　　　専門は基礎看護学。担当科目は看護の技術（主に日常生活援助技術）、基礎看護学実習、食看護学演習など。主な研究課題は初学者における看護技術修得へ影響する要因、高齢者における電子機器を用いた口腔機能訓練システムの開発など。

山口　多恵（長崎県立大学 看護栄養学部看護学科 准教授）
　　　　　専門は老年看護学、高齢者のリハビリテーション看護である。地域包括ケアシステムの要とも言える回復期リハビリテーション病棟での実務経験から実践と研究をつなぎ、研究成果の実践適用を目指している。大学教育では「老年看護学概論」「老年看護学Ⅱ（老年看護技術と実践）」「老年看護学実習」等を担当している。

山澄　直美（長崎県立大学 看護栄養学部 看護学科 教授）
　　　　　専門は基礎看護学、看護教育学。担当科目は、基礎看護学概論Ⅱ、看護の技術Ⅳ、看護理論、基礎看護学実習Ⅱ、看護管理など。主な研究課題は、看護職者の継続教育とキャリア開発。共著書に『院内教育プログラムの立案・実施・評価　第2版』（医学書院）『看護実践・教育のための測定用具ファイル　第3版』（医学書院）などがある。

湯浅　正洋（長崎県立大学 看護栄養学部 栄養健康学科 助教）
　　　　博士（環境人間学）、管理栄養士。水溶性ビタミンの代謝調節機構の解明と、食品・料理
　　　　の栄養機能性、呈味特性および食感に関する研究を行っている。大学では、教養セミナー
　　　　や食看護学演習など、看護栄養学部における初年次教育を担当している。

吉田　恵理子（長崎県立大学 看護栄養学部 看護学科 准教授）
　　　　博士（学術・福祉）。専門は慢性病看護、がん看護、人生の最終段階における看護、障害
　　　　を持つ人への看護。健康のとらえ方、健康への取り組み方は人々がくらす文化背景が大
　　　　きく影響している。それらを踏まえ、人々のくらし、文化に根差した看護について、専門職の
　　　　みならず当事者とも協同した活動、調査・研究を行っている。